Respira & Florece

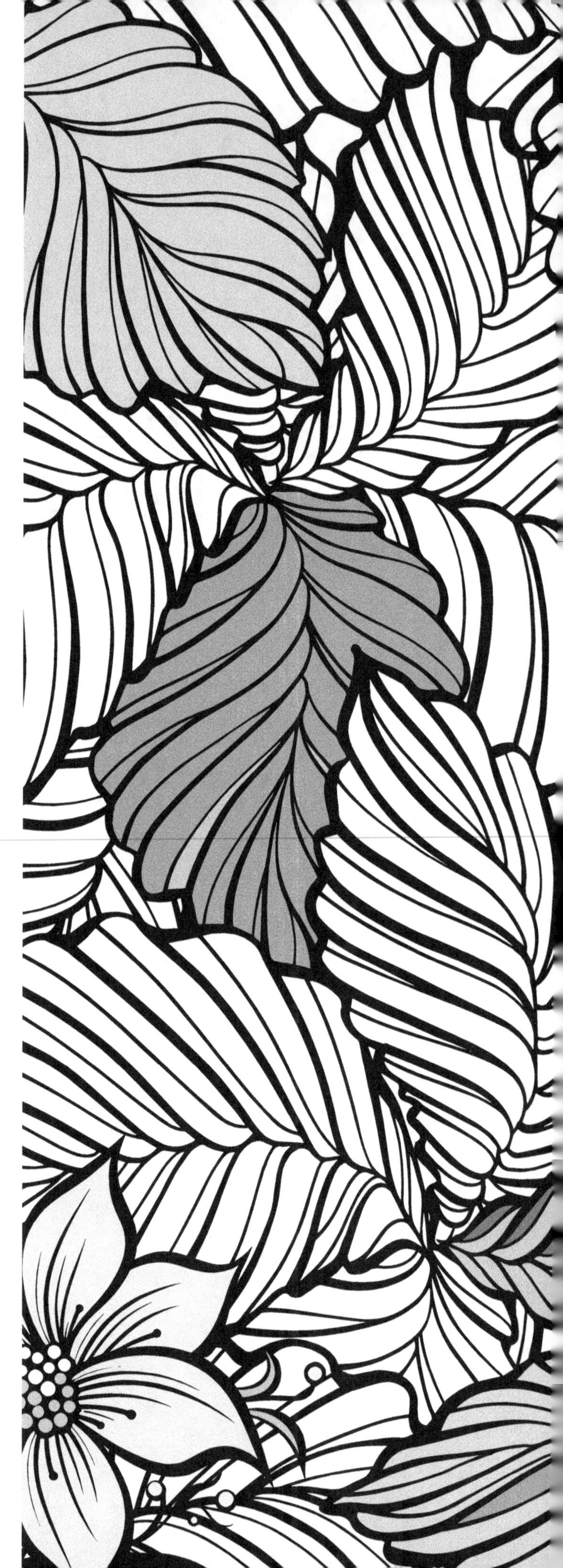

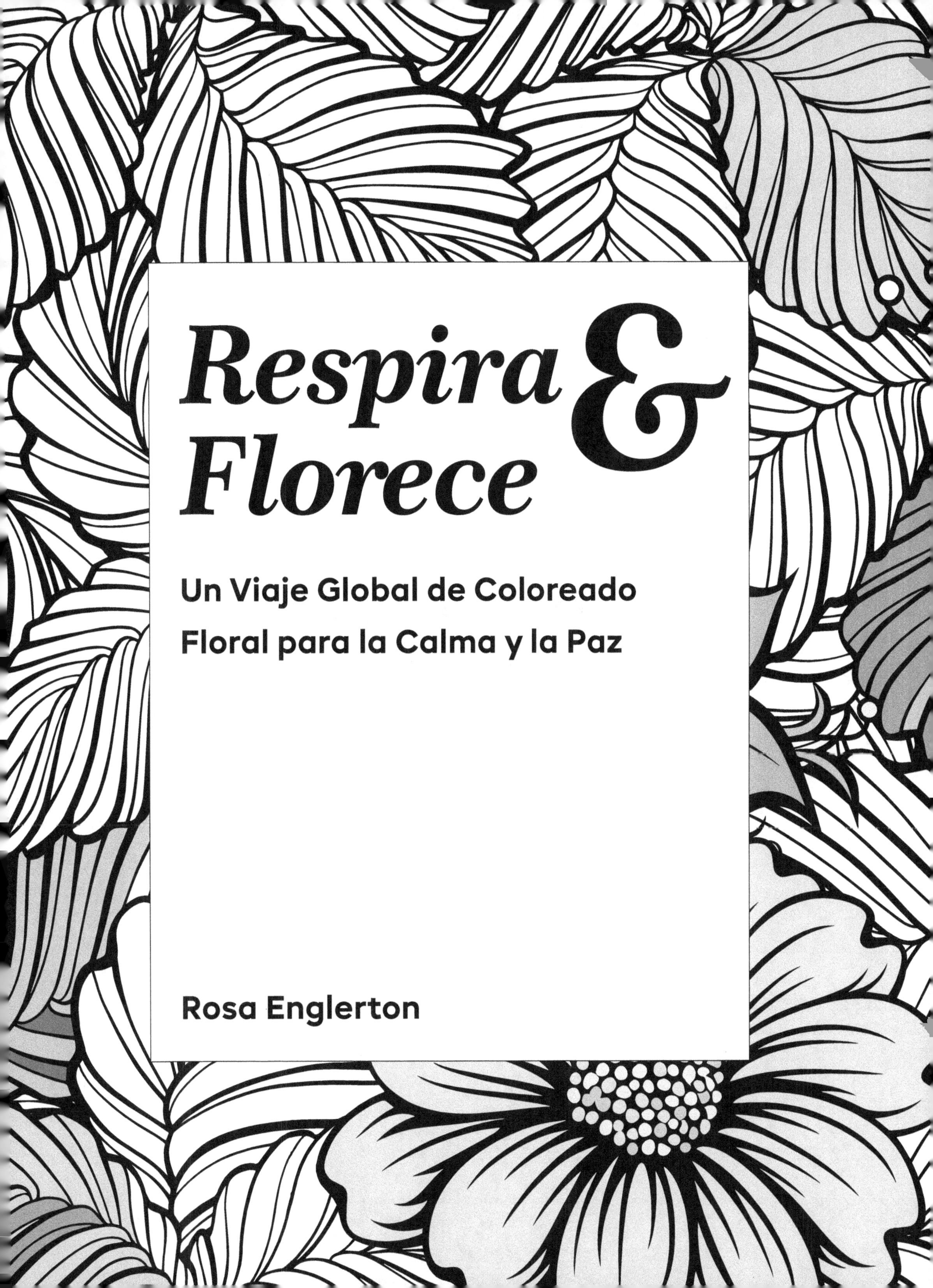

Respira & Florece

Un Viaje Global de Coloreado Floral para la Calma y la Paz

Rosa Englerton

Cómo Utilizar este Libro

Hola y gracias por acompañarnos en este viaje de paz y relajación.

Este libro para colorear combina imágenes naturales con ejercicios de respiración que le ayudan a volver a la tranquilidad y a la relajación.

Ayúdate a ti mismo afirma el derecho a descansar y restablecer. Cambia tu enfoque de estar limitado a sentirte libre y elevado. Apóyate a ti mismo con claridad mental durante momentos caóticos. Reafirma tu voluntad con poder de decisión durante el estrés. Toma un refugio interno seguro. Restaura tu fuerza y equilibrio internos.

El libro consta de diez secciones, seguidas de diez flores para colorear de gran tamaño.

Empieza leyendo el ejercicio de respiración. Medítalo durante unos minutos y comienza tu respiración. Cierra los ojos. Busca la luz del Creador. Relájate y ponte en Sus manos.

Ahora estás listo para agarrar tus lápices de colores, ceras o rotuladores favoritos y dejarte fluir hacia la flor y los colores. Sé libre. Imagina que estás en el jardín del Paraíso. Tú tienes el control. La flor es tu amiga y te permite darle los colores que tú quieras. Pinta el fondo con patrones o dibuja tus propias flores.

Cuando termines de pintar, mira la flor y vuelve a hacer el ejercicio de respiración. Si tienes tiempo, toma un paseo por el parque. Observa la vegetación, contempla las flores, mira los colores del mundo que te rodea.

Respira.

Todo está bien.
Ahora eres más fuerte.

¡Que Dios te bendiga!

Imaginación Olfativa

Mira la flor de la página opuesta.

- Cierra los ojos
- Imagina el aroma de esta flor
- Imagina su color

El Momento de Enraizamiento 5-4-3-2-1

Qué hacer:

Haz una pausa y nombra:

- 5 cosas que puedes ver

- 3 cosas que puedes oír

- 2 cosas que puedes oler

- 4 cosas que puedes tocar

- 1 cosa por la que puedes estar agradecido

Cita de Afirmación

Con cada respiración, me ablando hacia la paz.

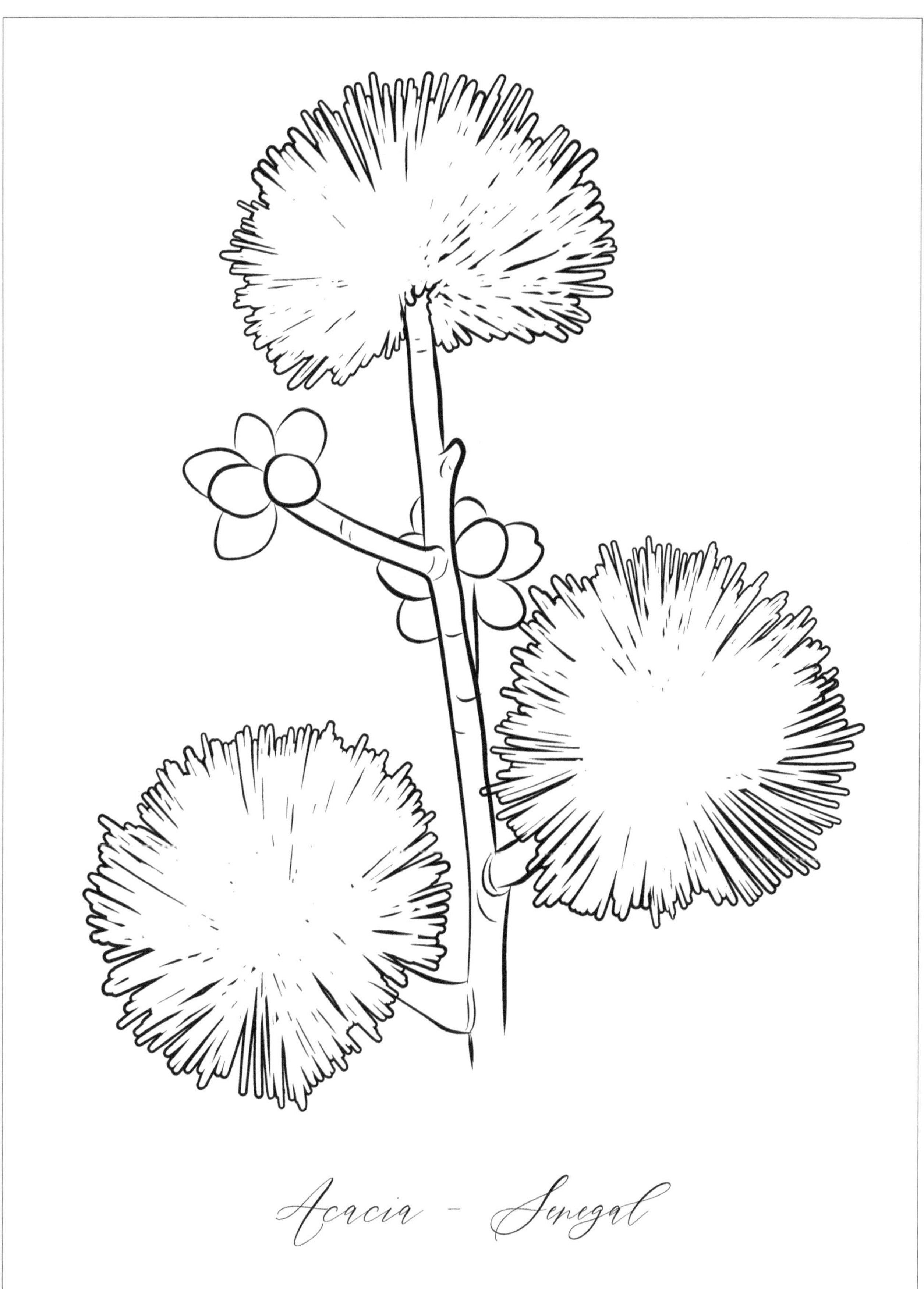

Acacia – Senegal

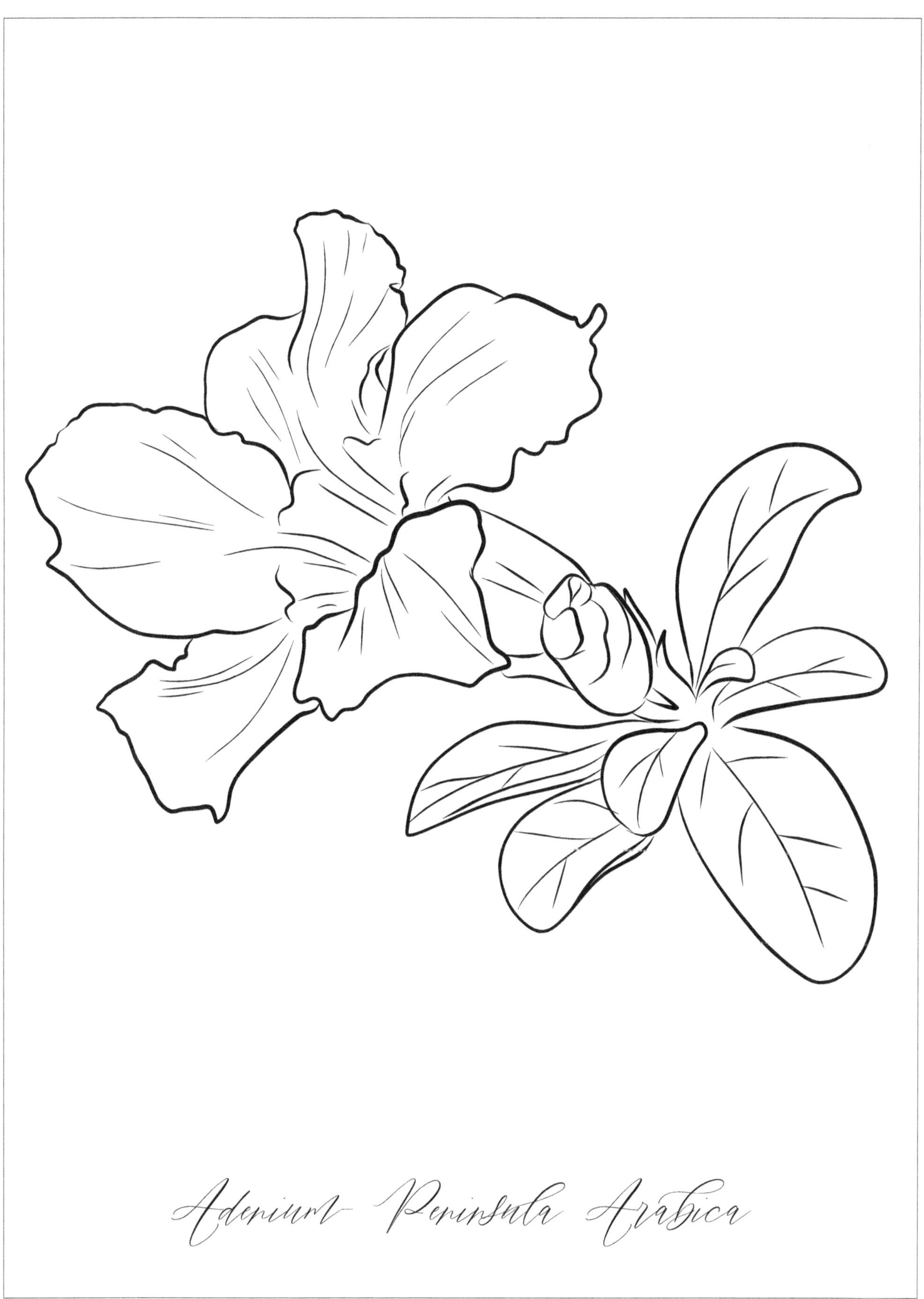

Adenium Peninsula Arabica

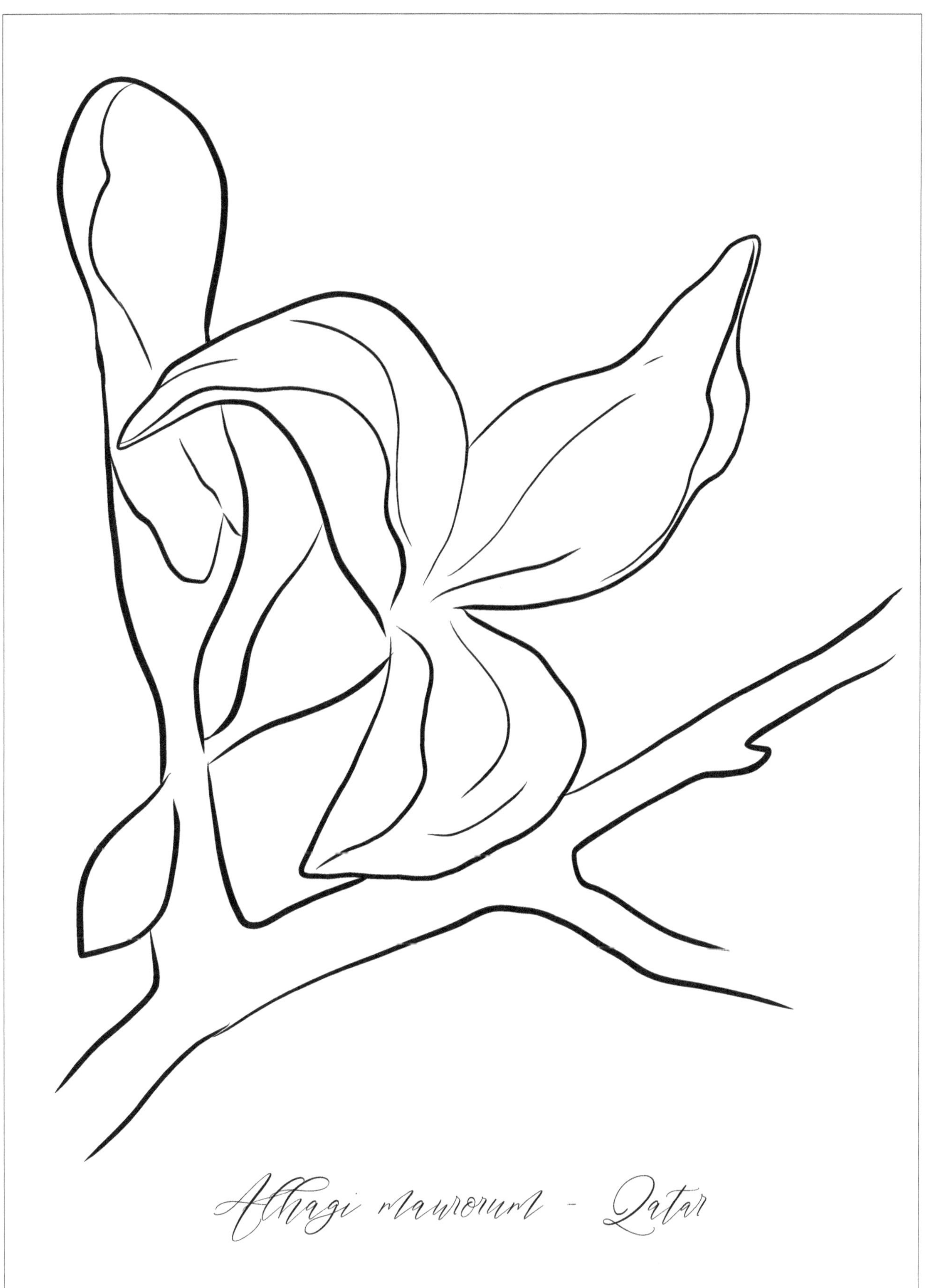

Alhagi maurorum - Qatar

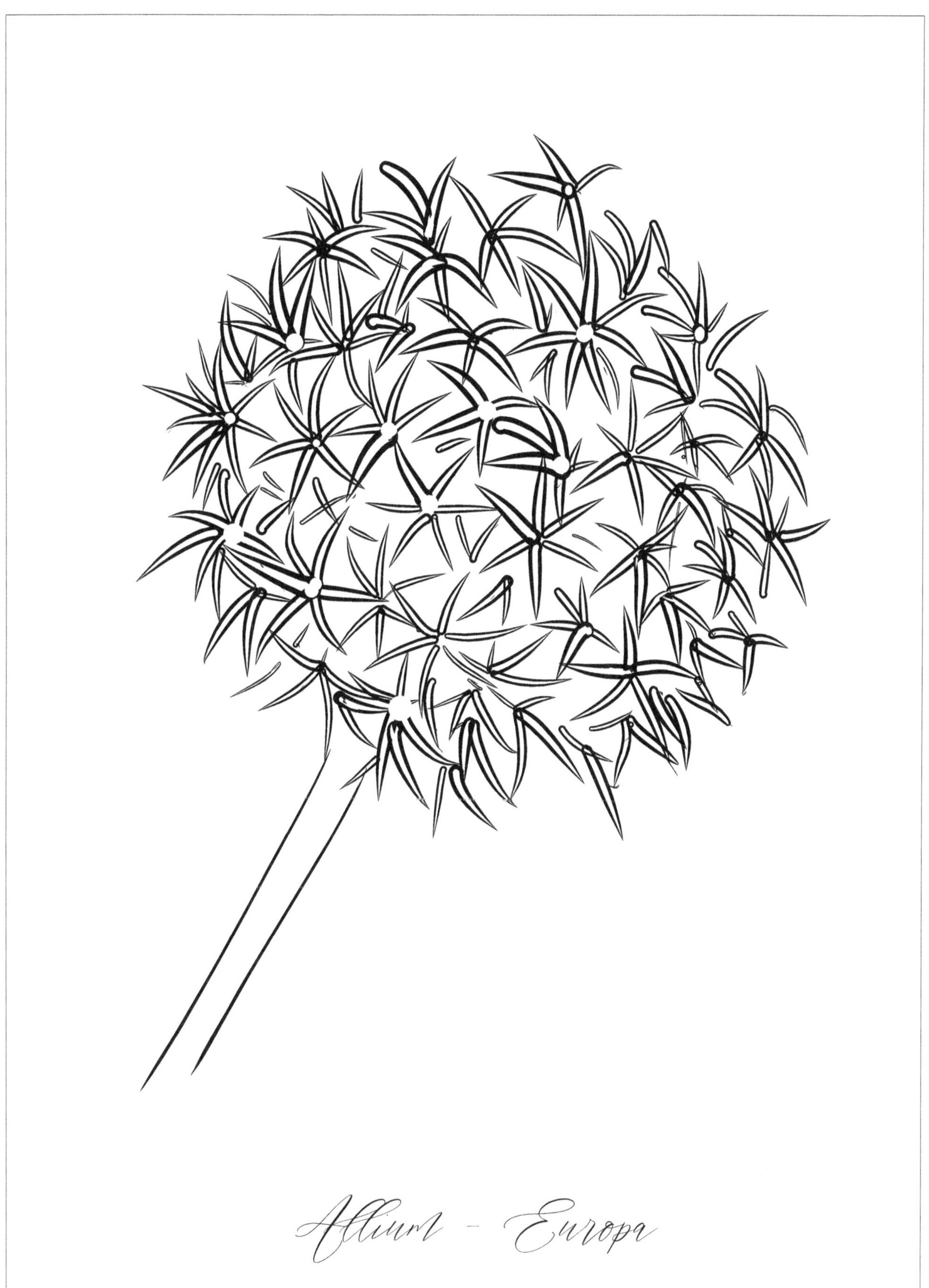

Allium – Europa

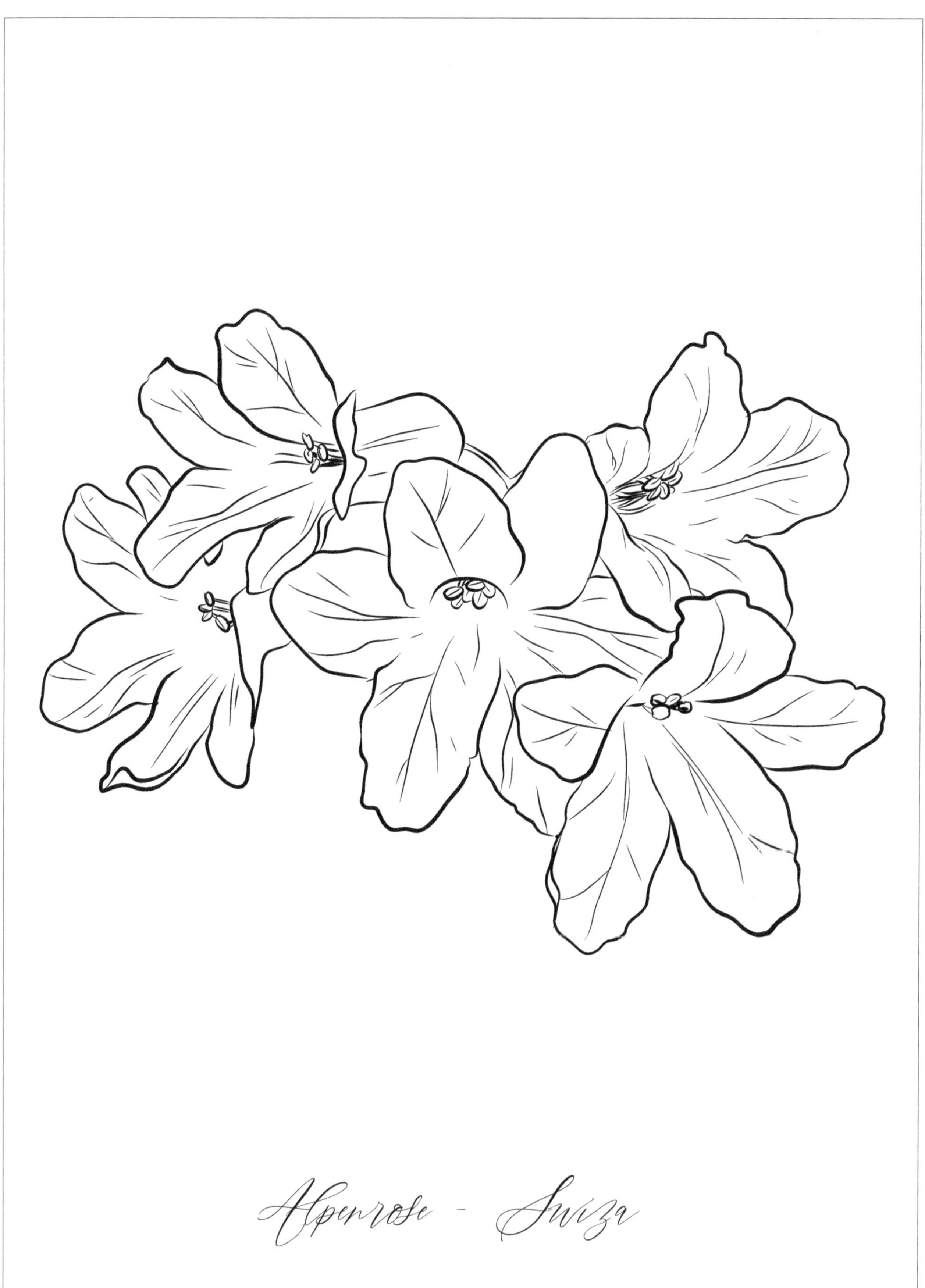

Alpenrose - Suiza

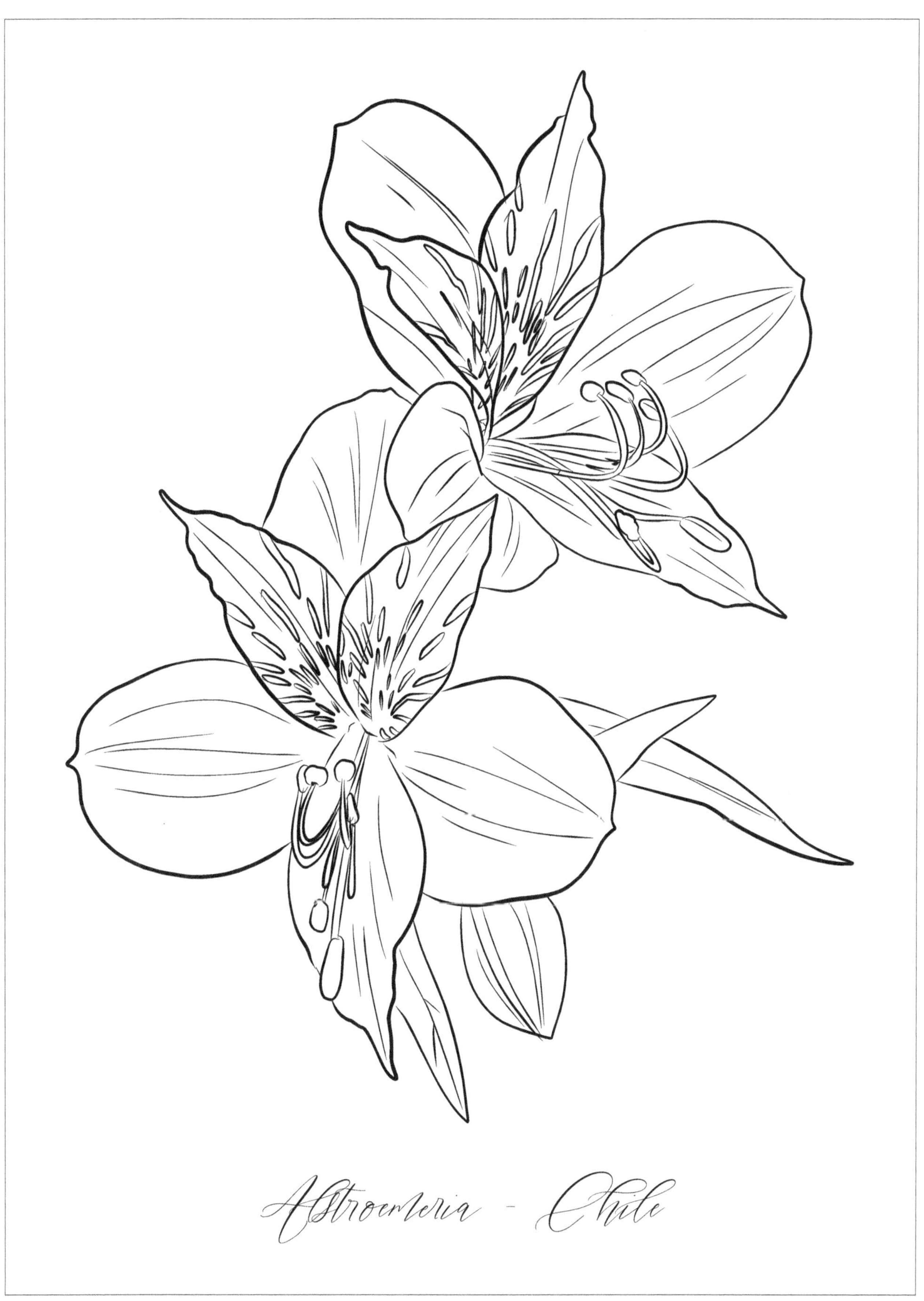

Alstroemeria – Chile

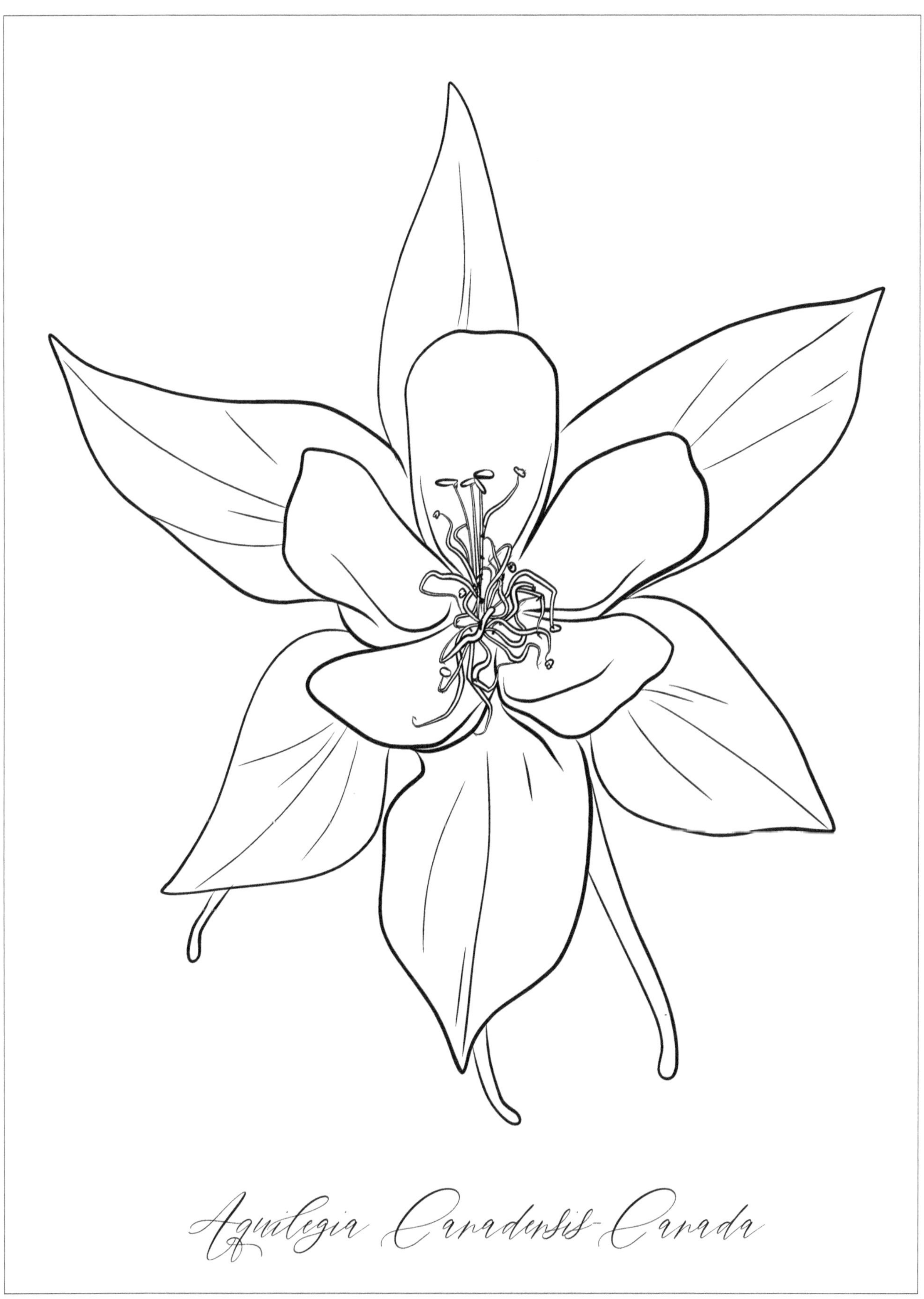

Aquilegia Canadensis-Canada

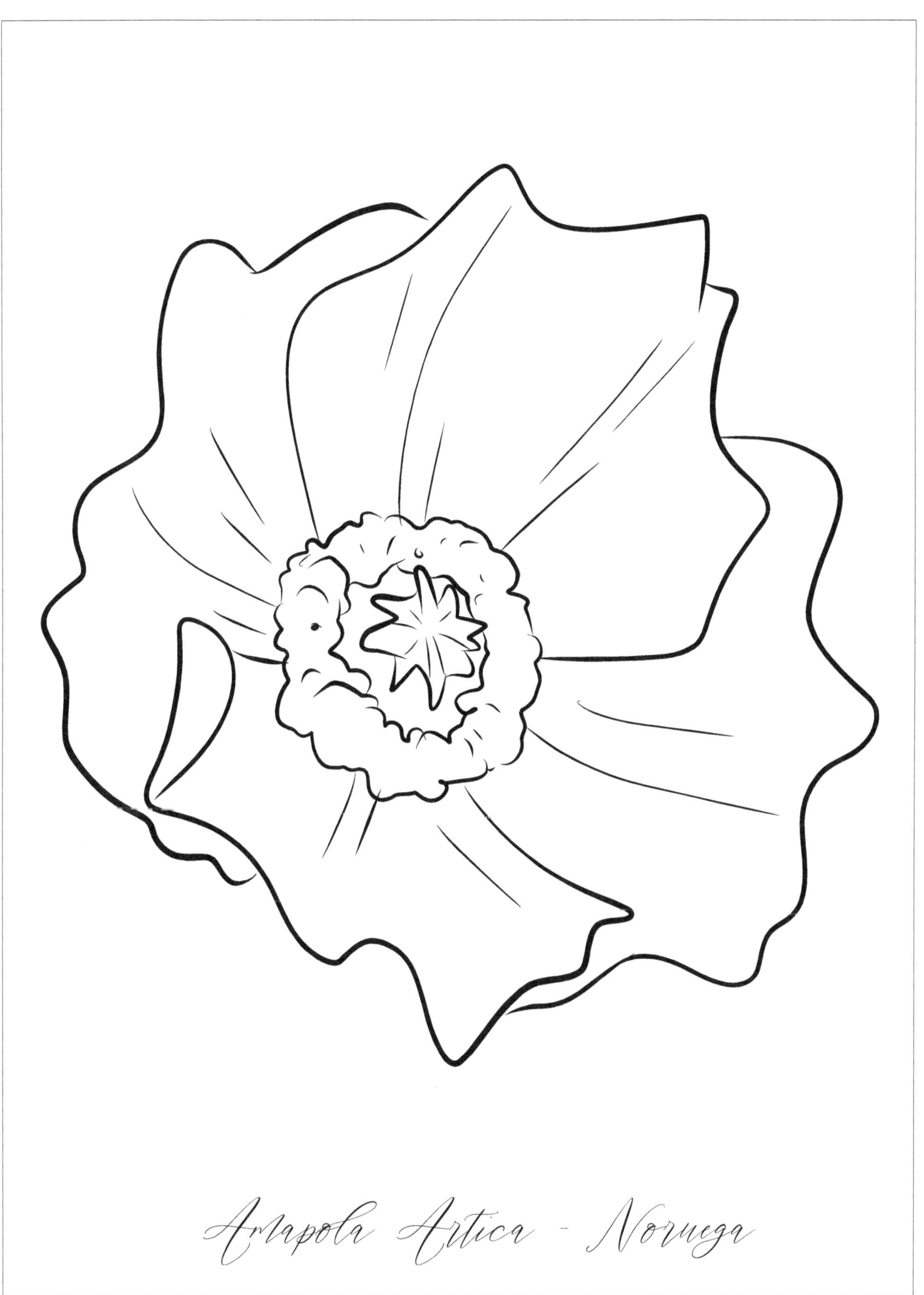

Amapola Ártica - Noruega

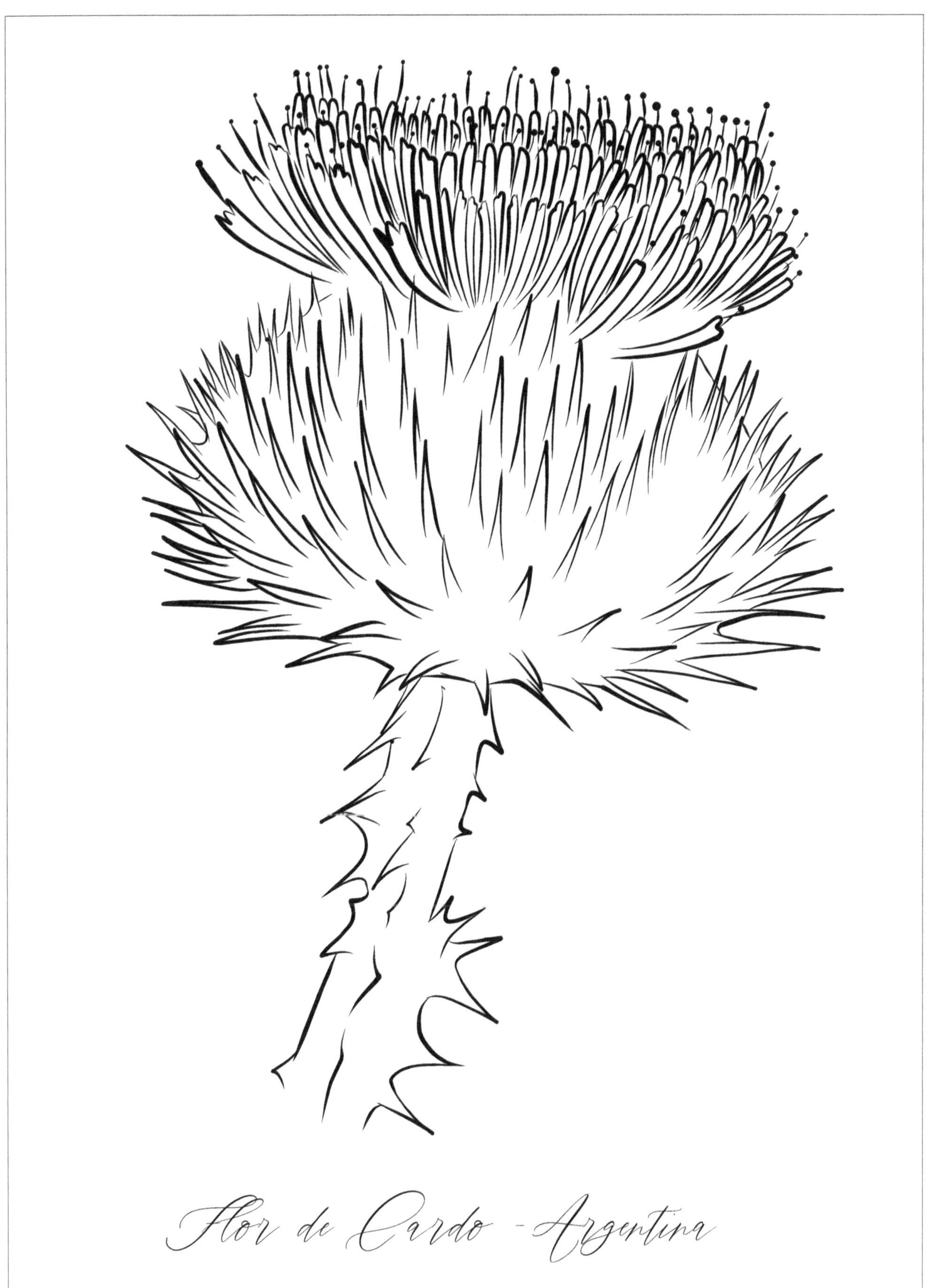

Flor de Cardo - Argentina

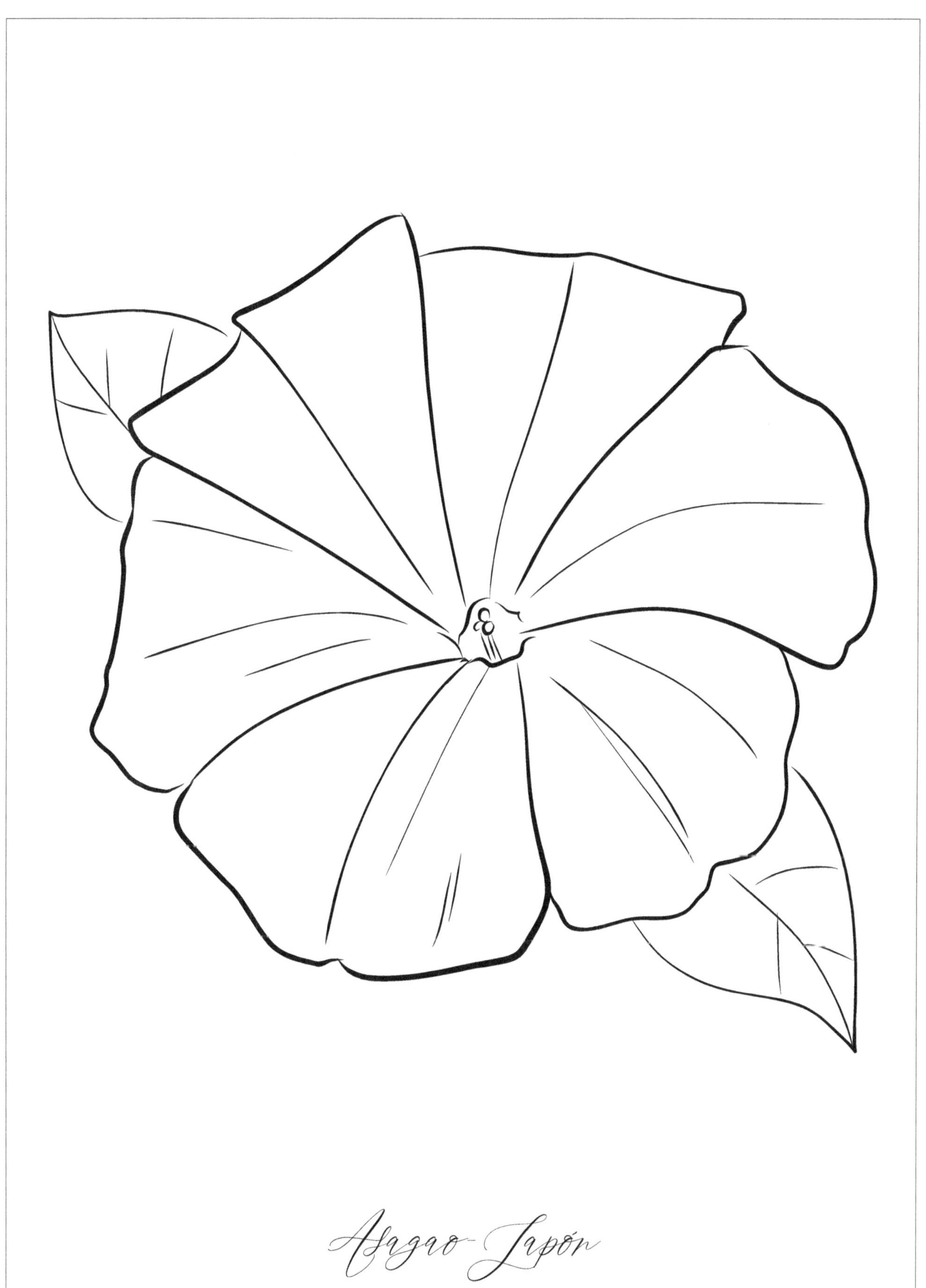

Asagao · Japón

Imaginación Olfativa

Mira la flor de la página opuesta.

- Cierra los ojos
- Imagina el aroma de esta flor
- Imagina su color

Visualización de la Caída de Pétalos

Cierra los ojos e imagina un solo pétalo flotando lentamente
hacia abajo con cada exhalación. Deja que cada pétalo
que cae se lleve un pensamiento estresante.

Cita de Afirmación

Estoy anclado a este momento. Nada más importa ahora mismo.

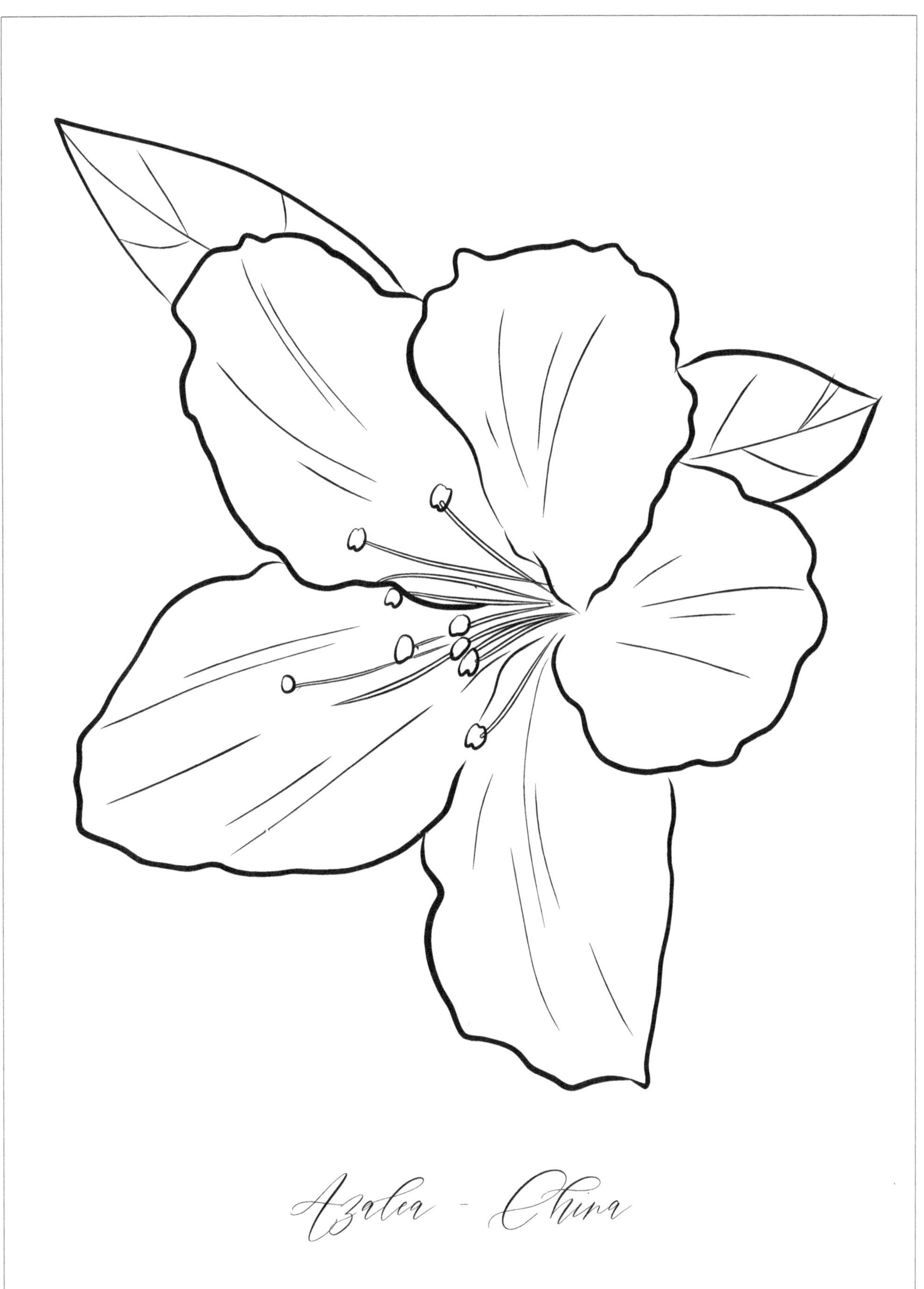

Azalea - China

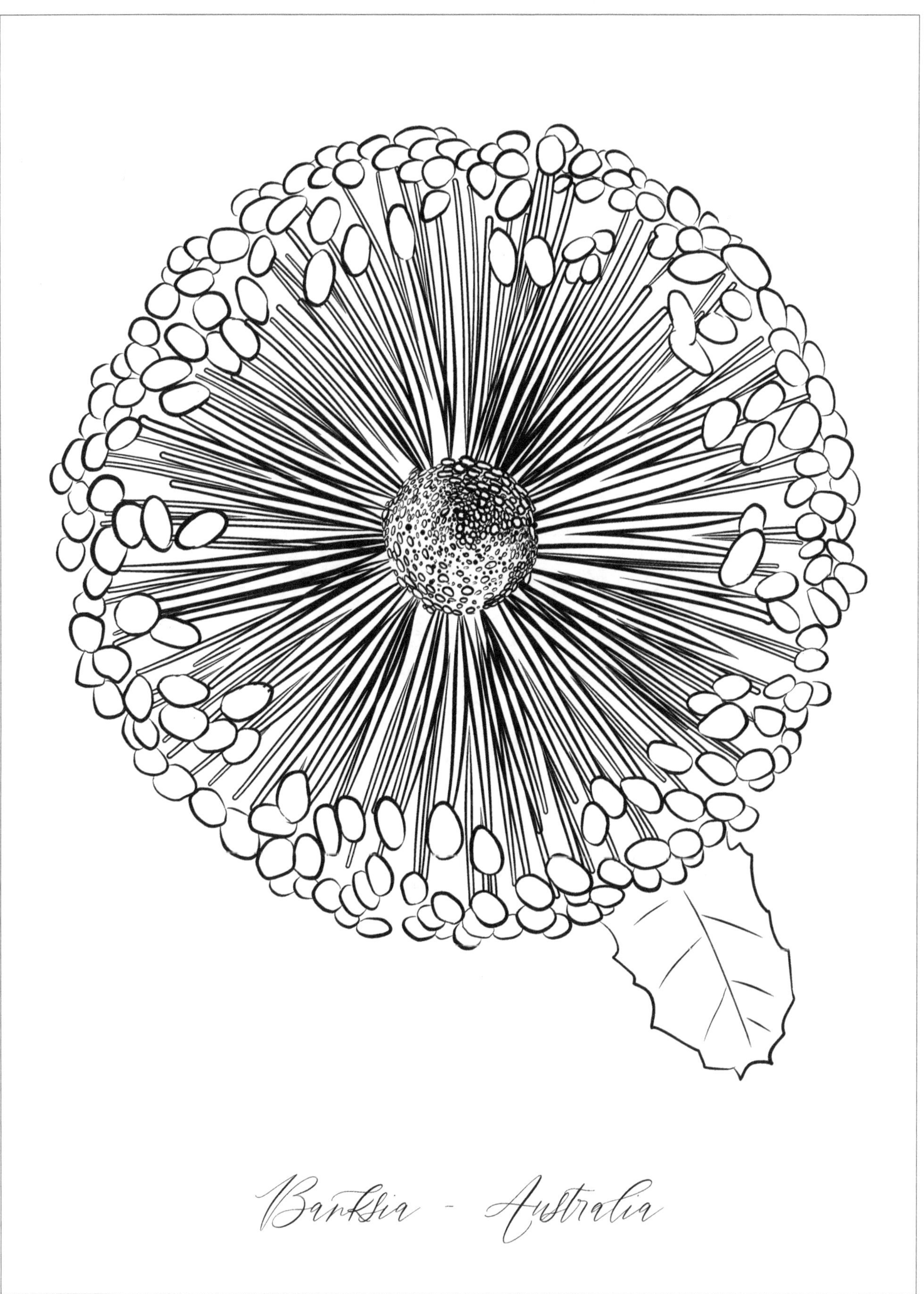

Banksia - Australia

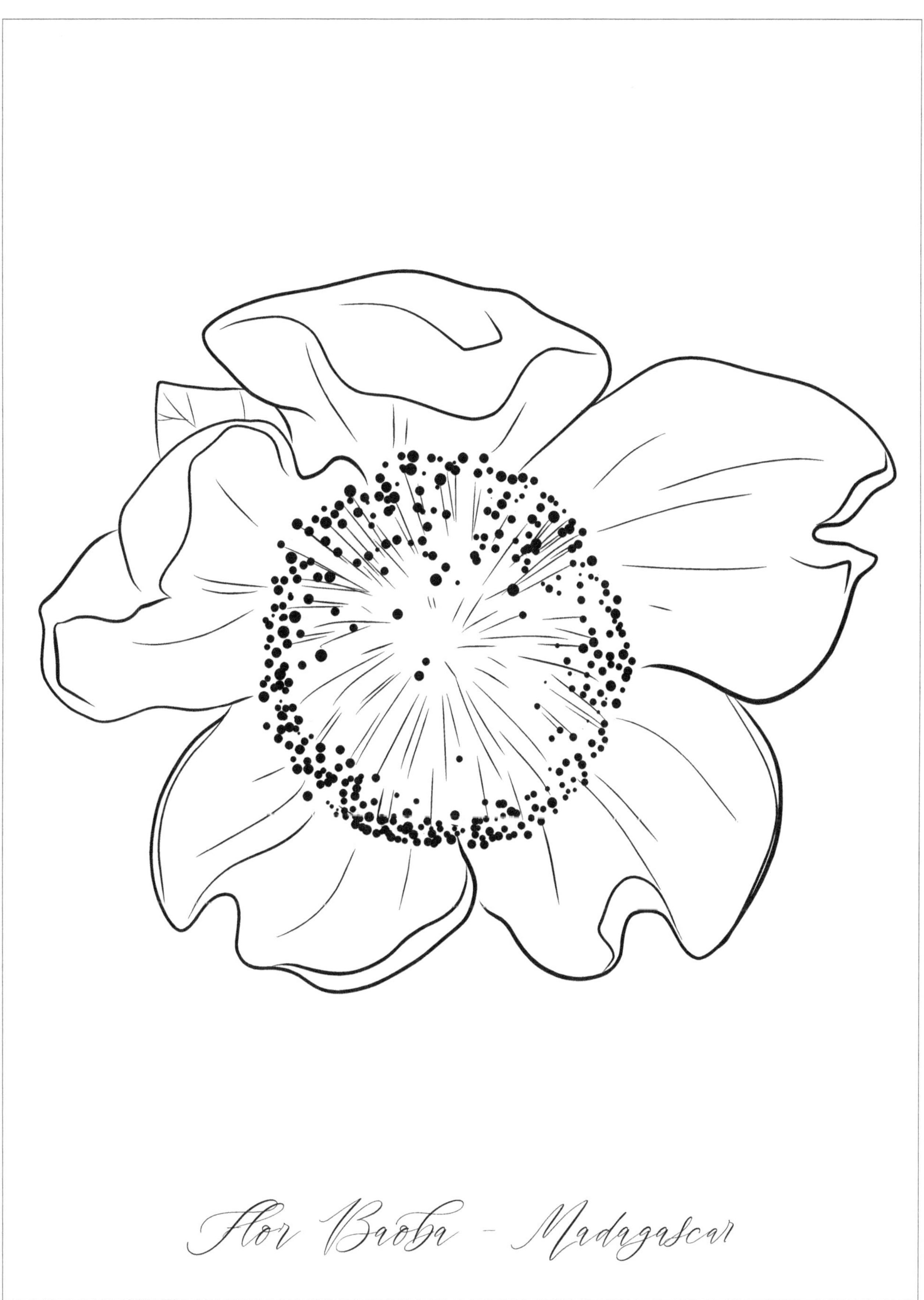

Flor Baoba - Madagascar

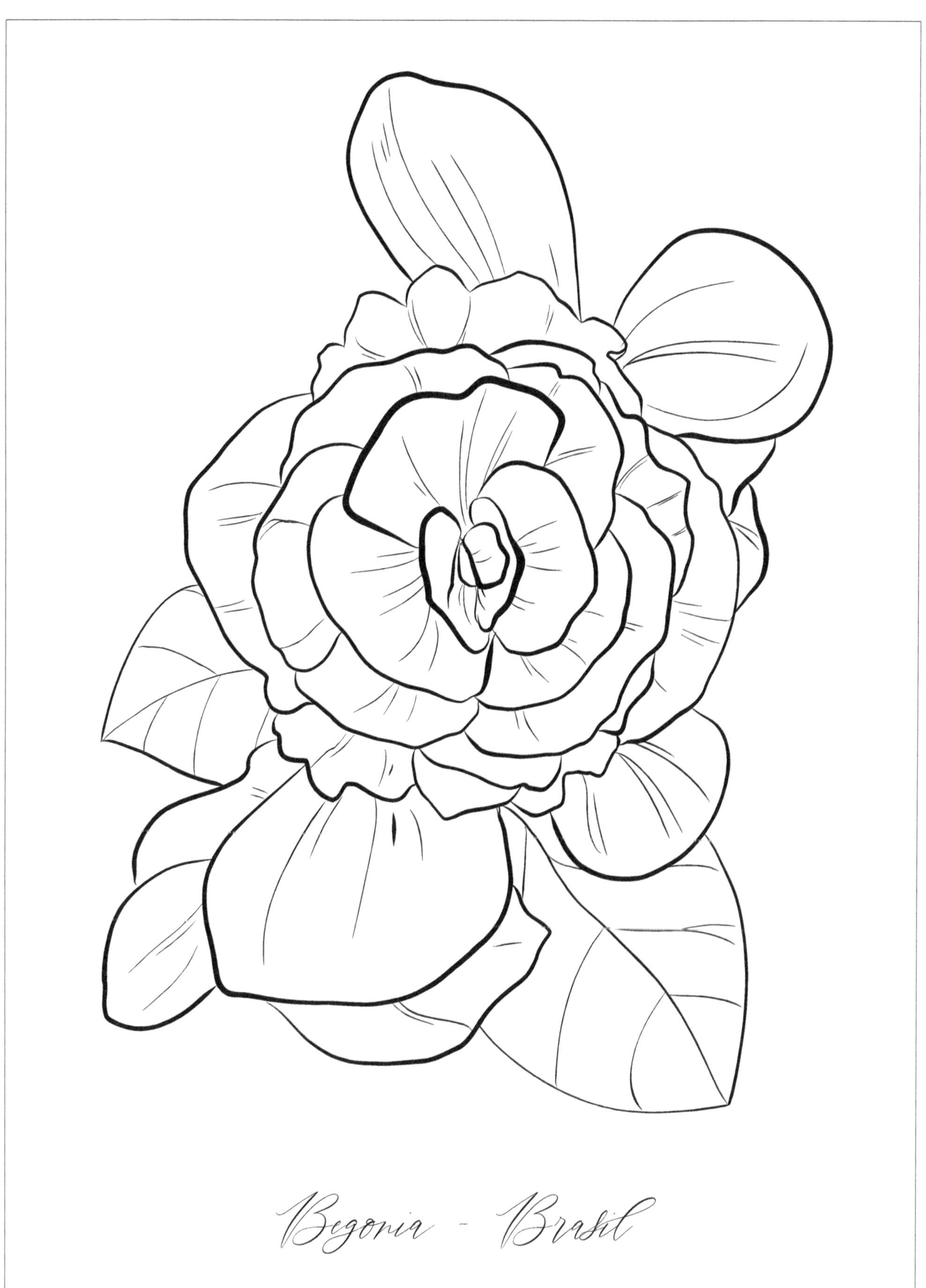

Begonia - Brasil

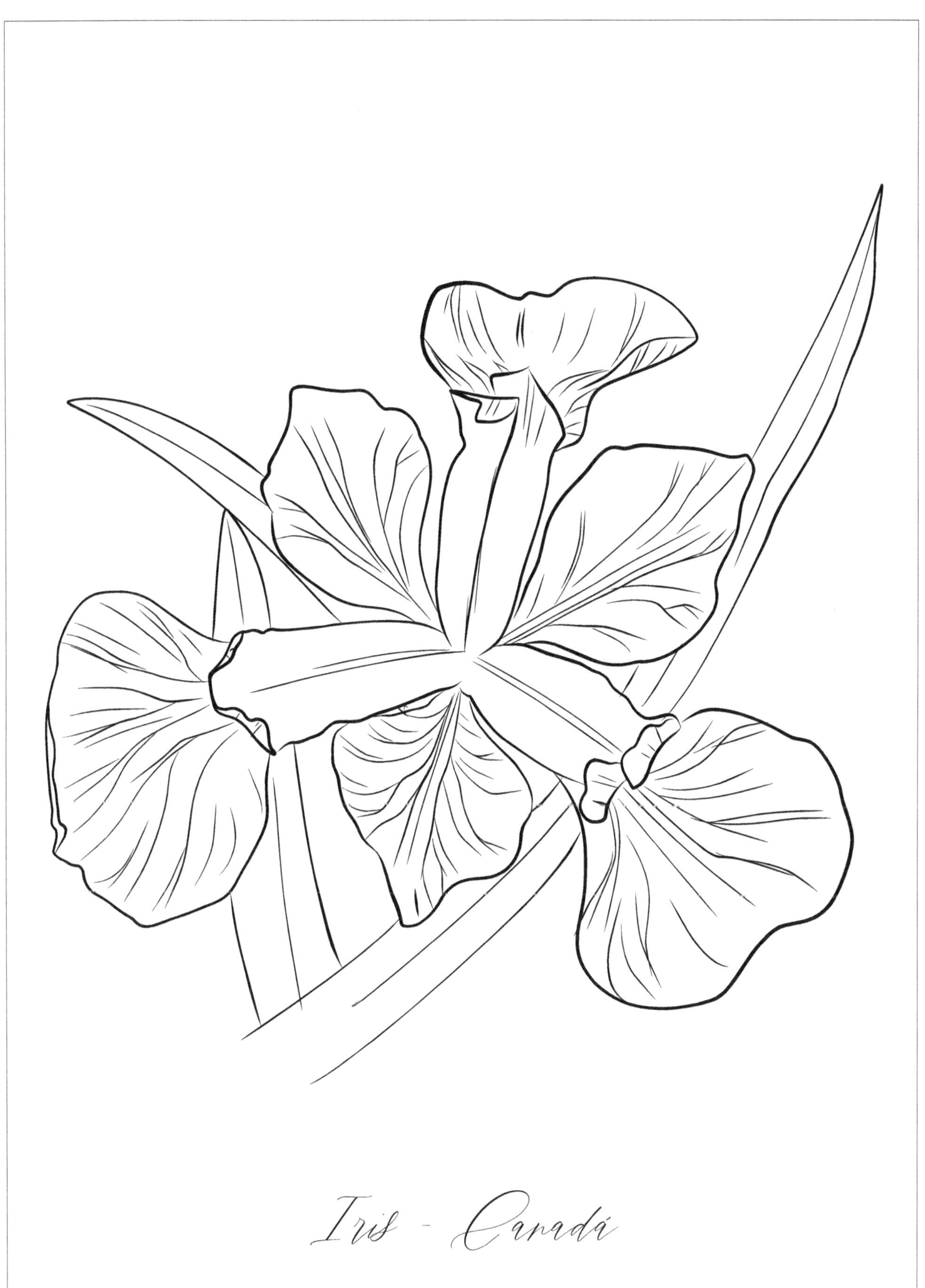

Iris - Canadá

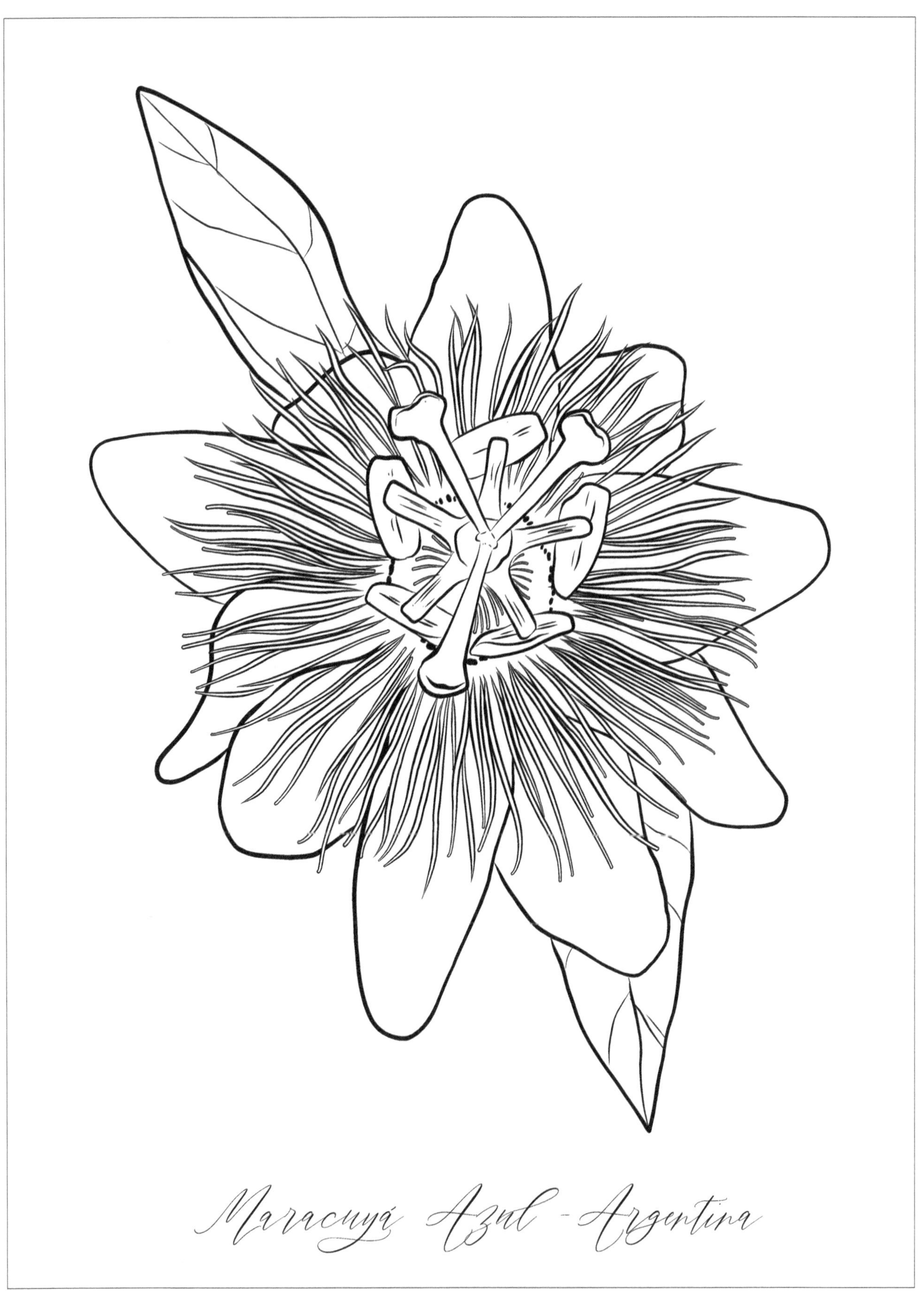

Maracuyá Azul - Argentina

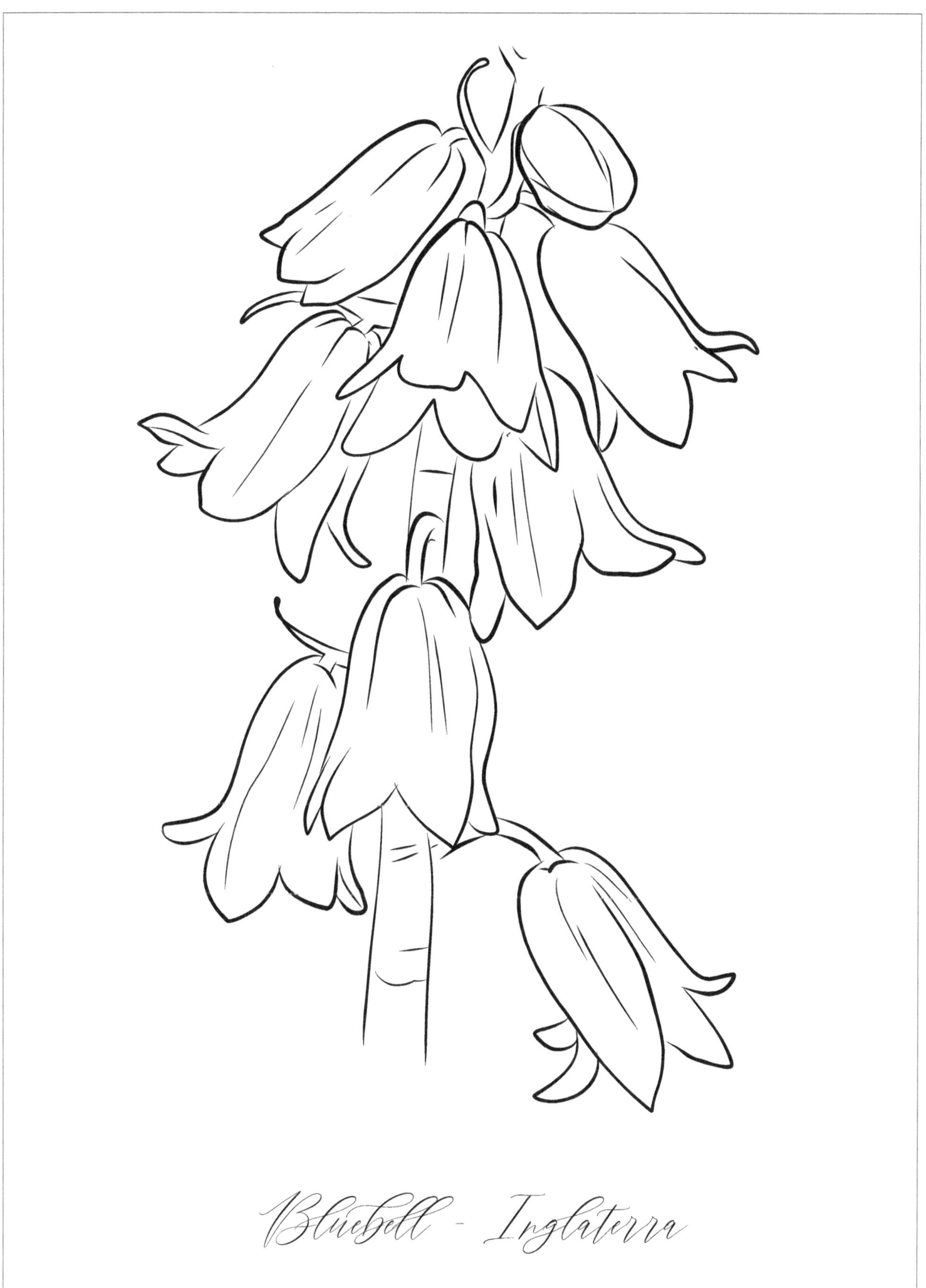

Bluebell - Inglaterra

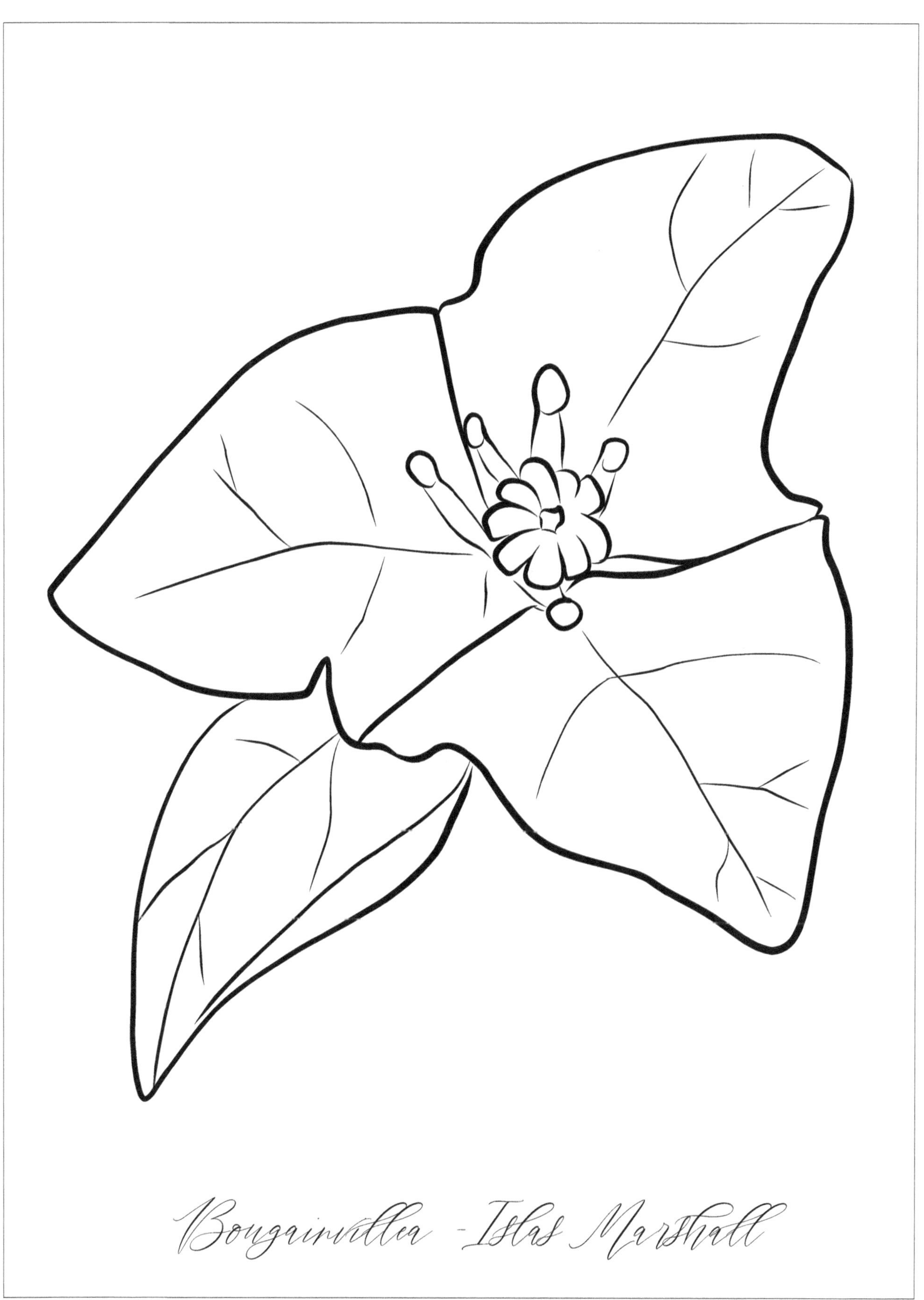

Bougainvillea - Islas Marshall

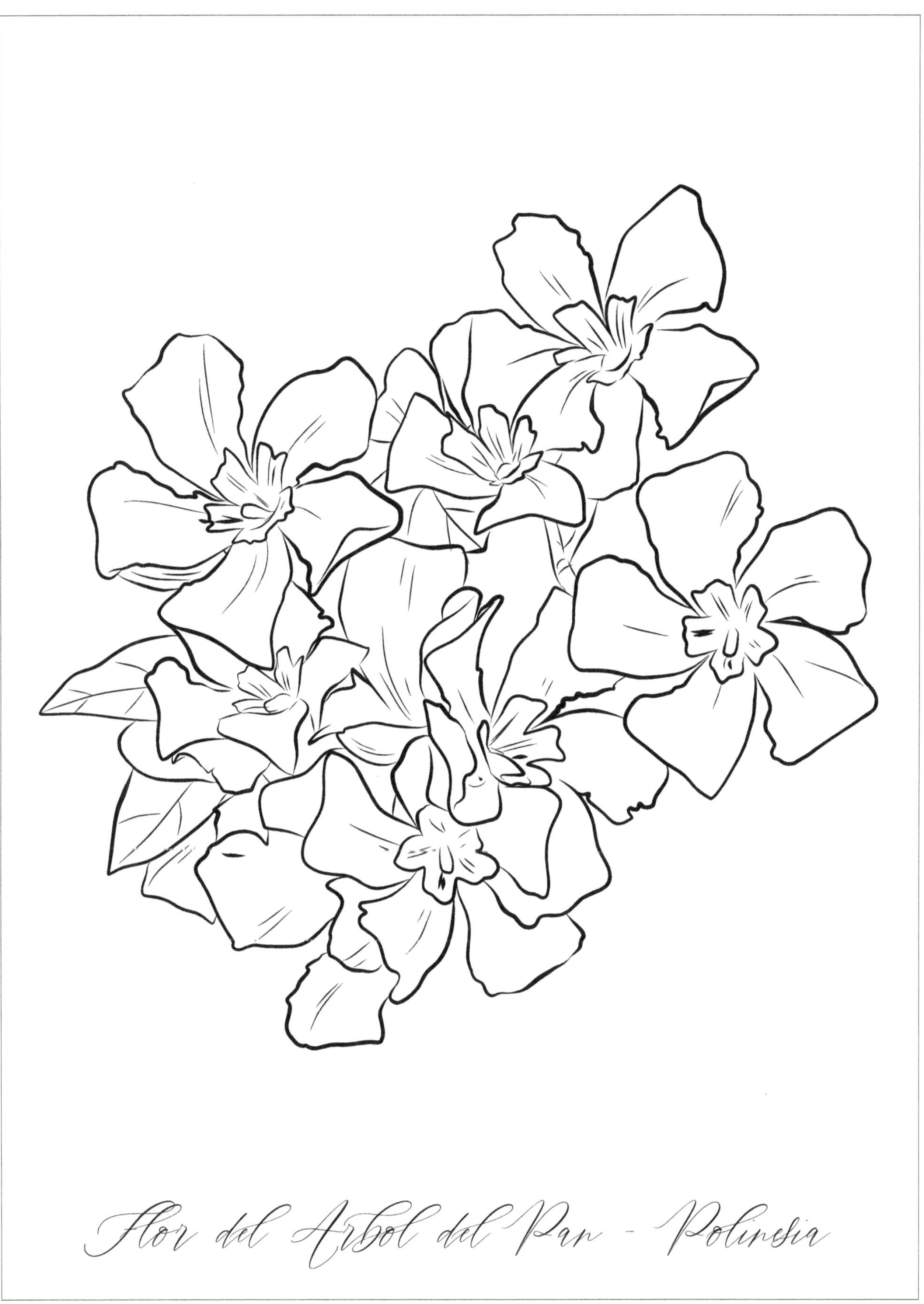

Flor del Árbol del Pan — Polinesia

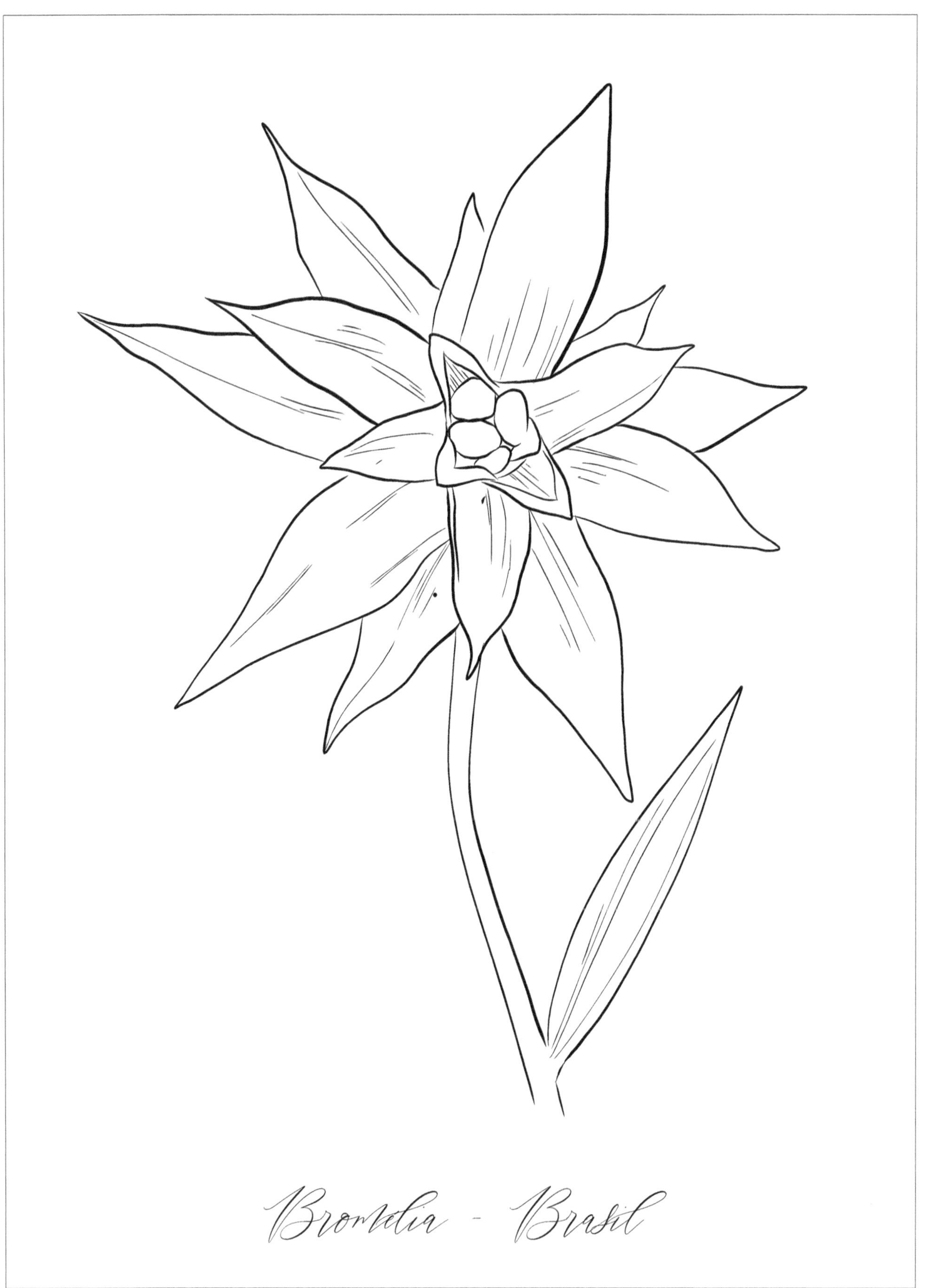

Bromelia - Brasil

Imaginación Olfativa

Mira la flor de la página opuesta.

- Cierra los ojos
- Imagina el aroma de esta flor
- Imagina su color

Mano en el Corazón, Respira en Paz

- Coloca la mano en el pecho. Inhala profundamente y di en tu mente: *"Estoy a salvo"*.
- Exhala y piensa: *"Estoy calmado"*.
- Repítelo 3-5 veces.

Cita de Afirmación

Al exhalar, dejo ir lo que no puedo controlar.

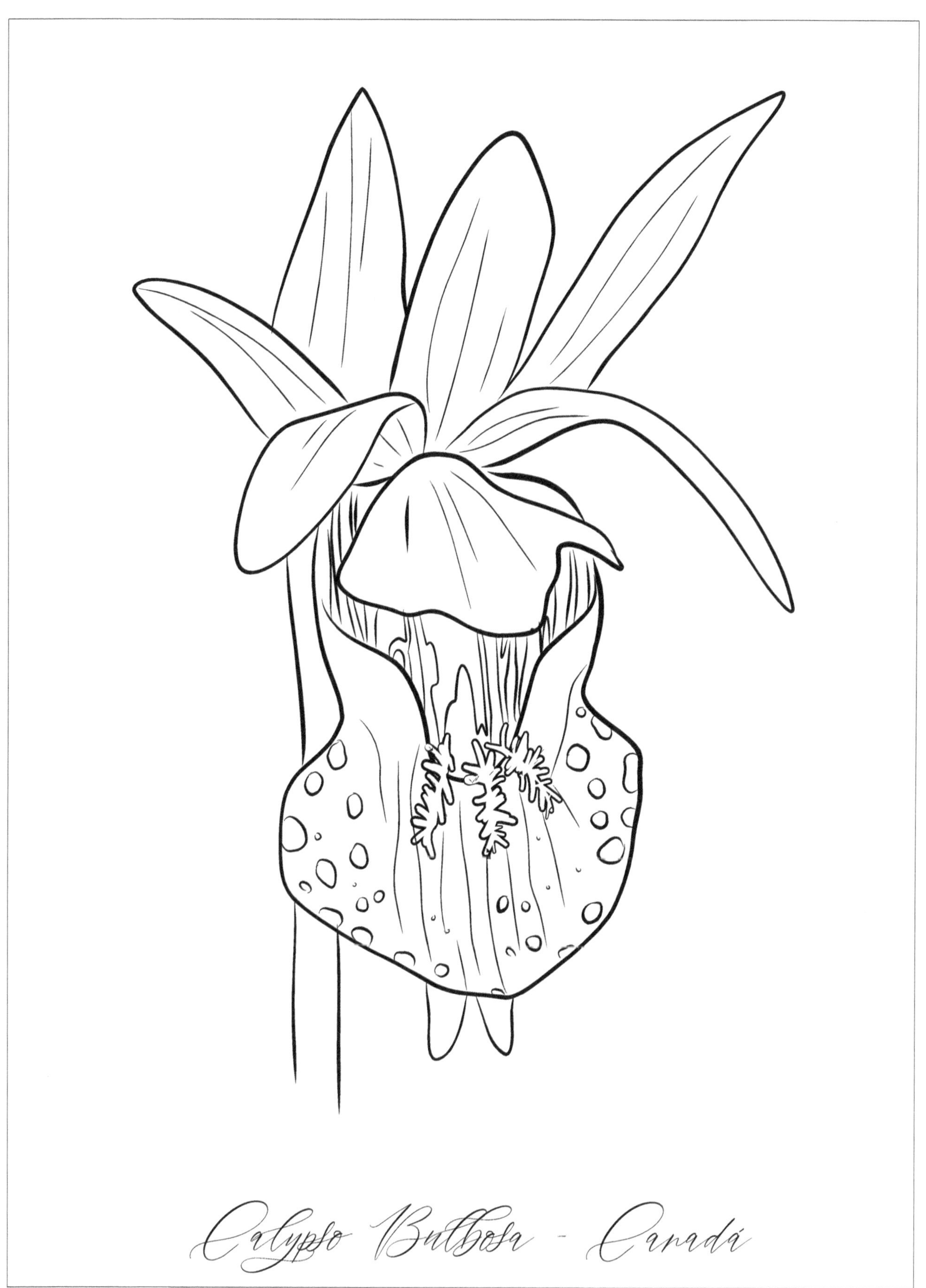

Calypso Bulbosa - Canadá

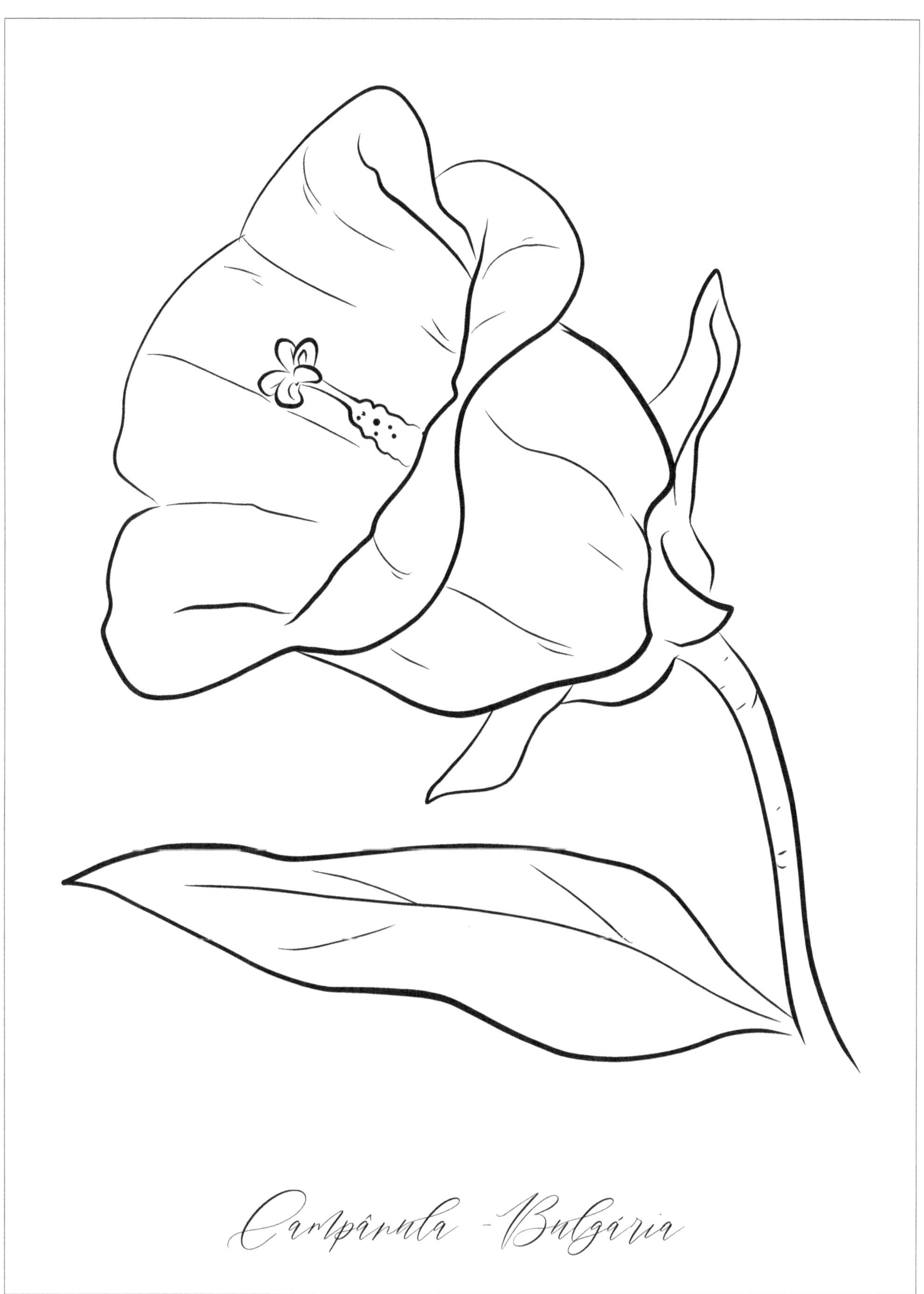

Campánula - Bulgária

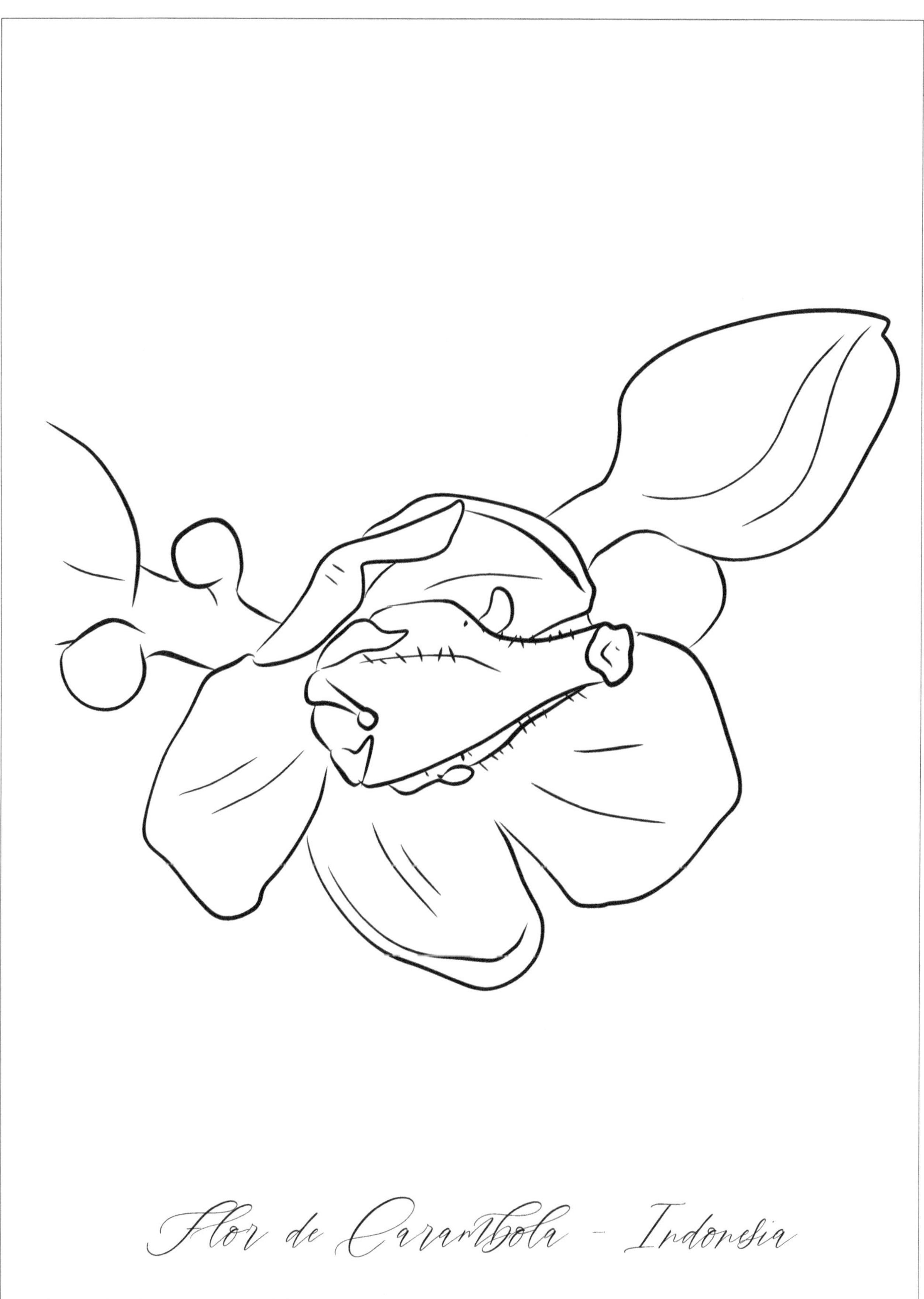

Flor de Carambola - Indonesia

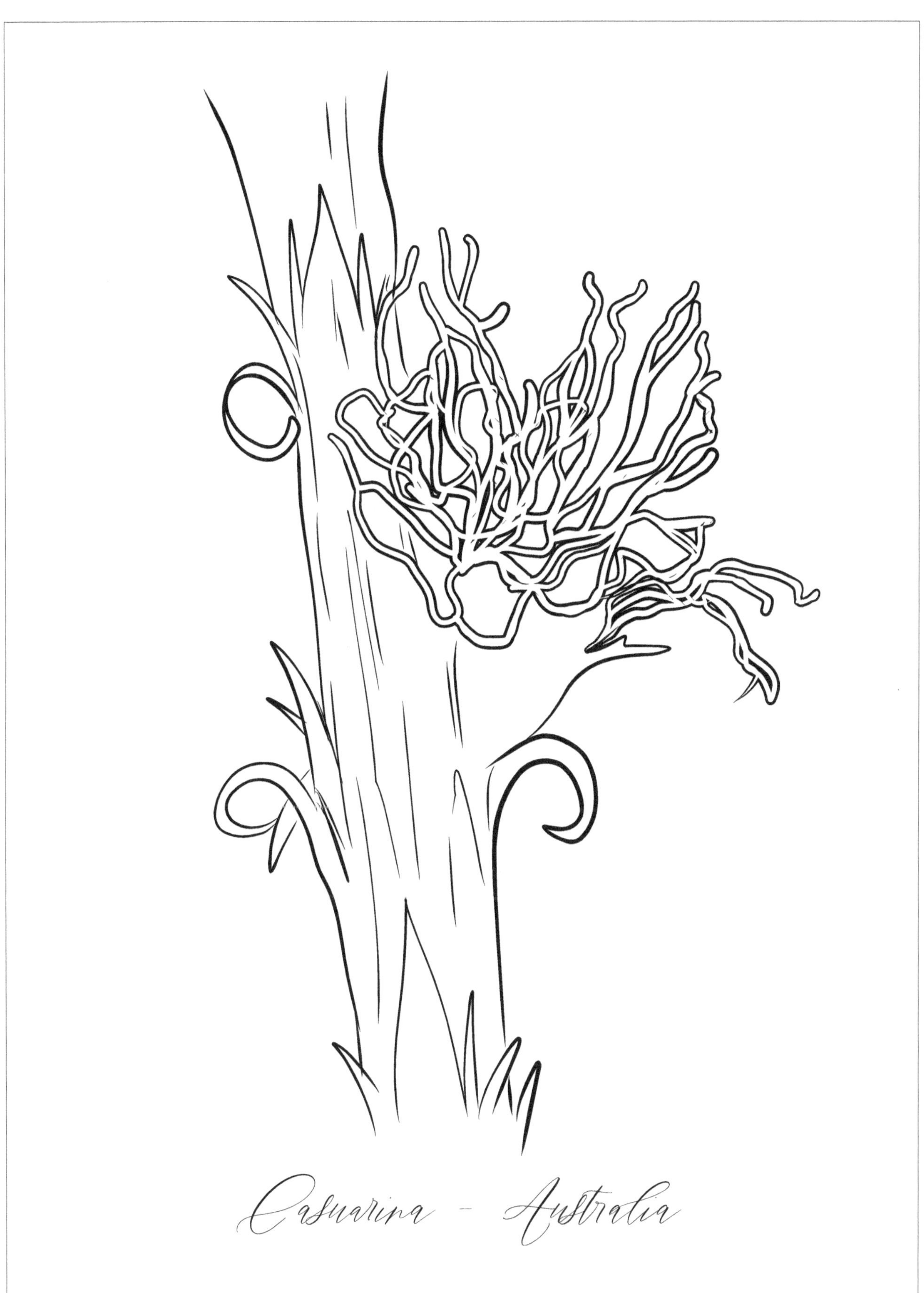

Casuarina – Australia

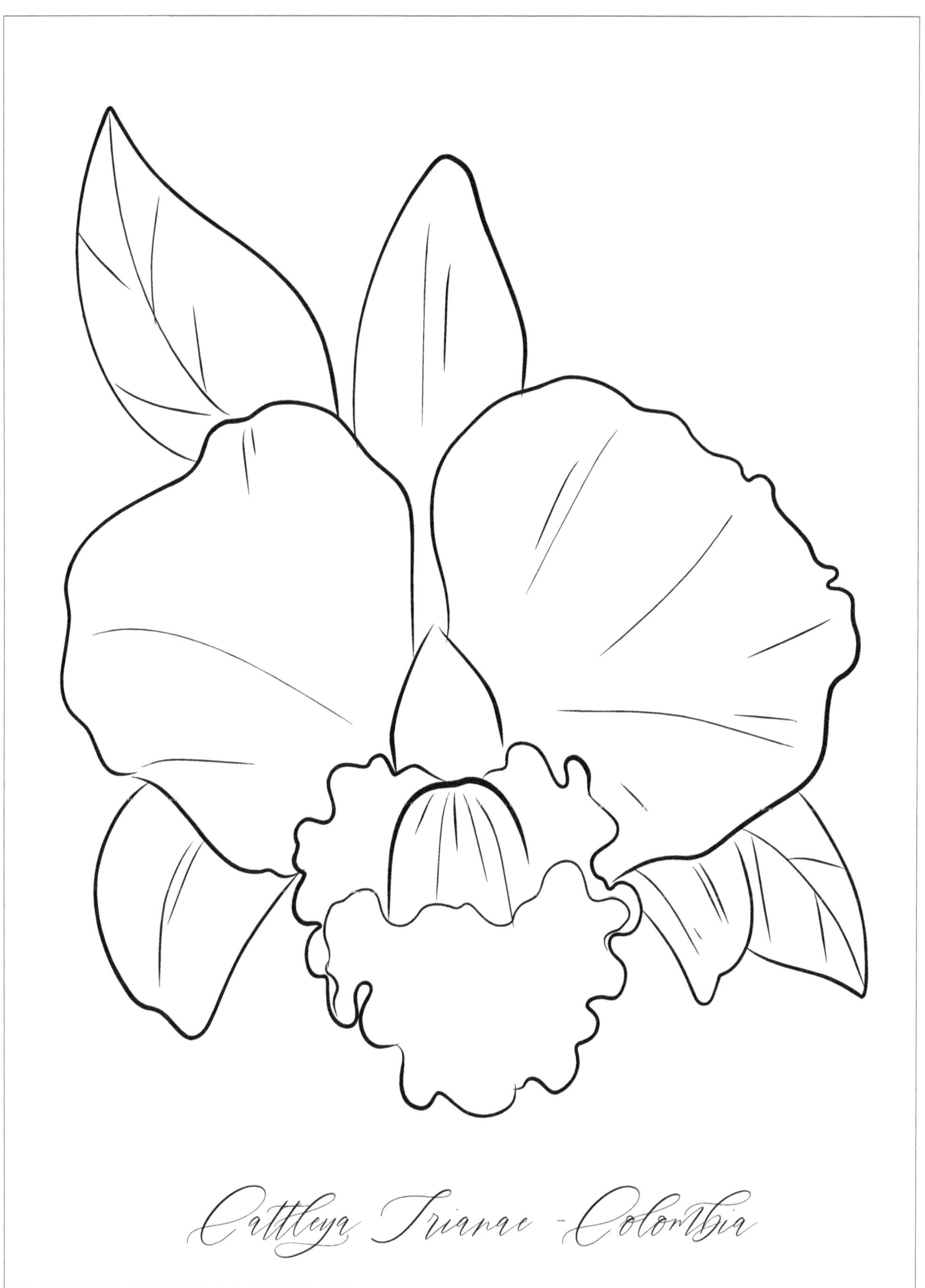

Cattleya Trianae - Colombia

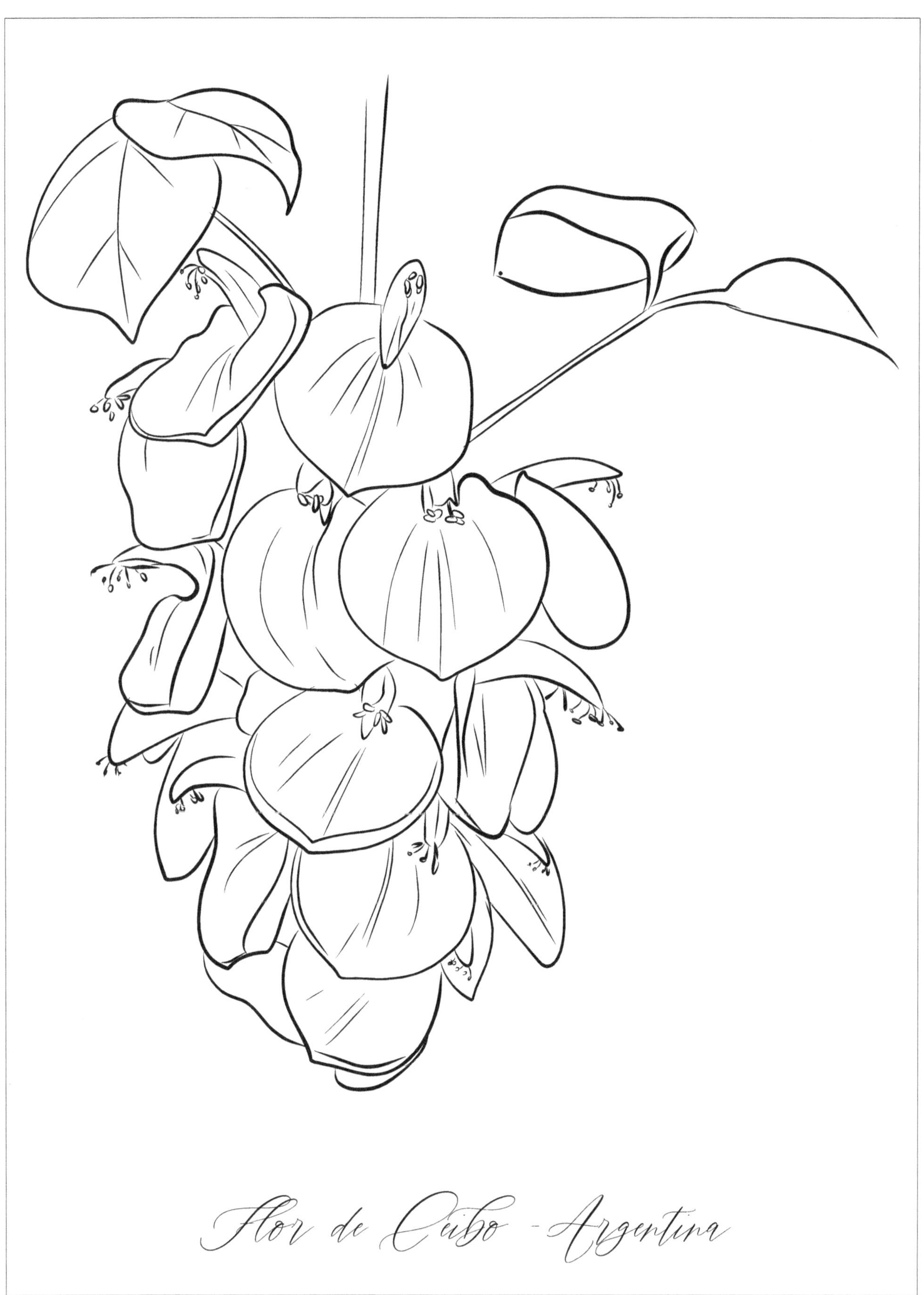

Flor de Ceibo - Argentina

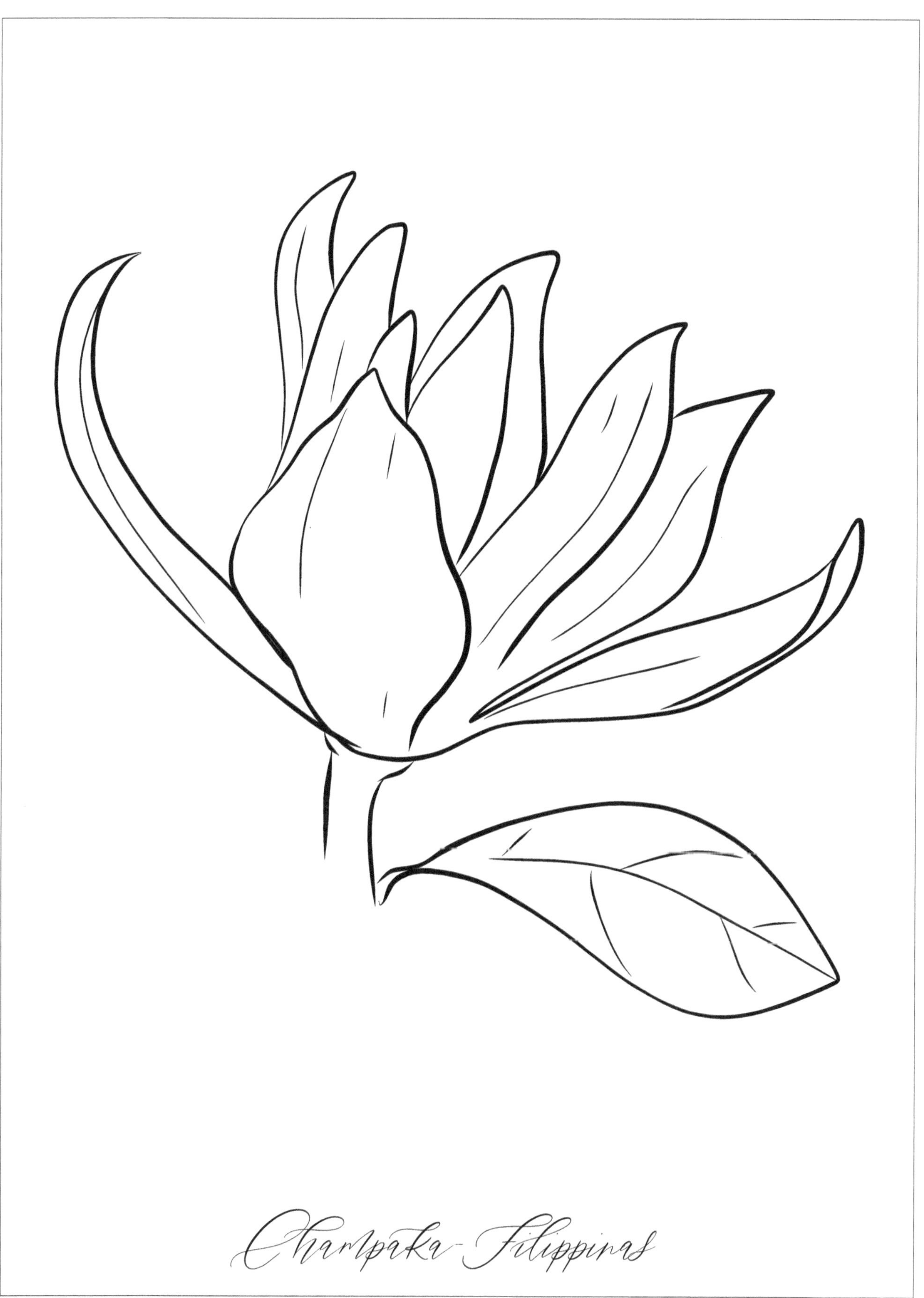

Champaka Filippinas

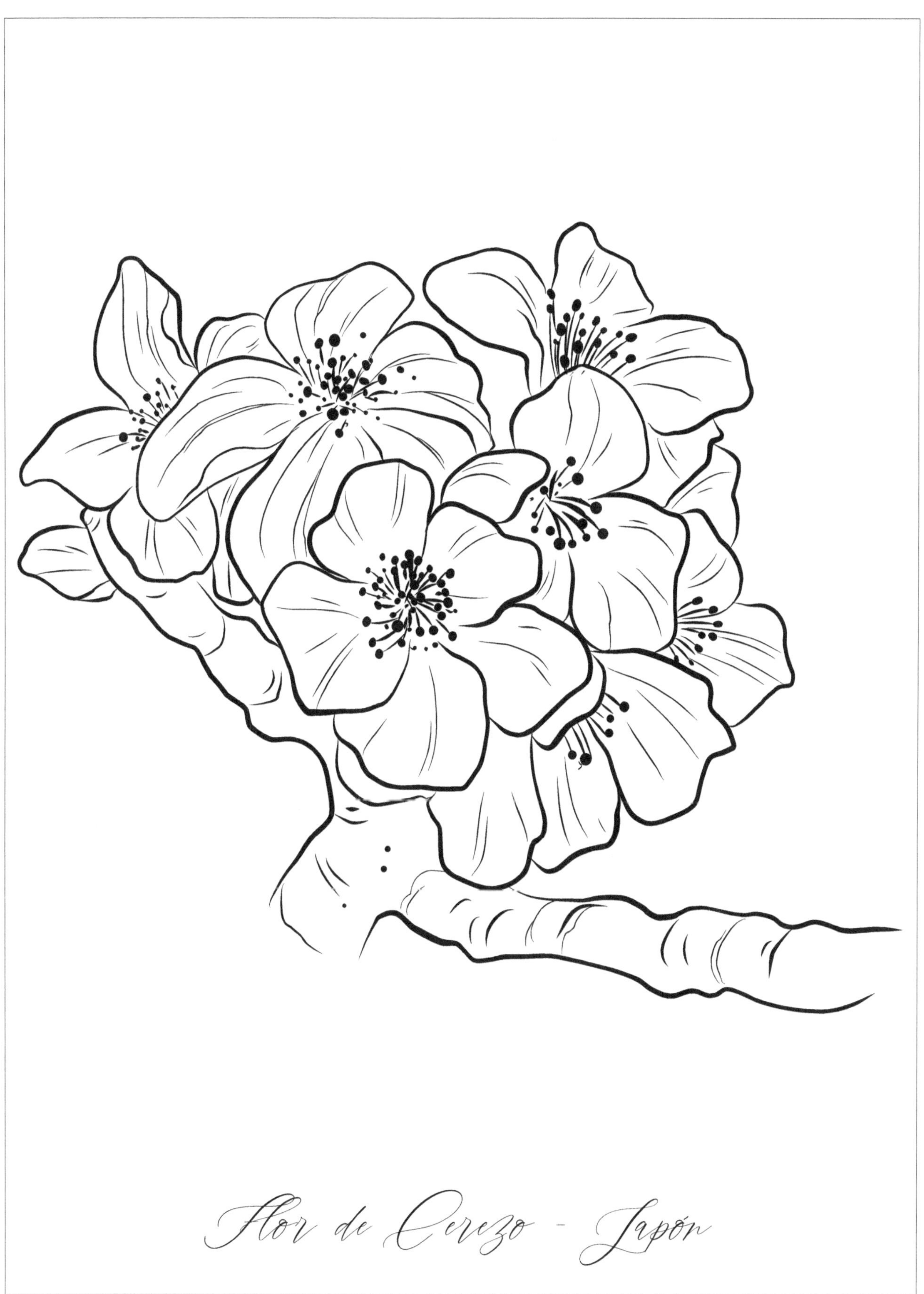

Flor de Cerezo - Japón

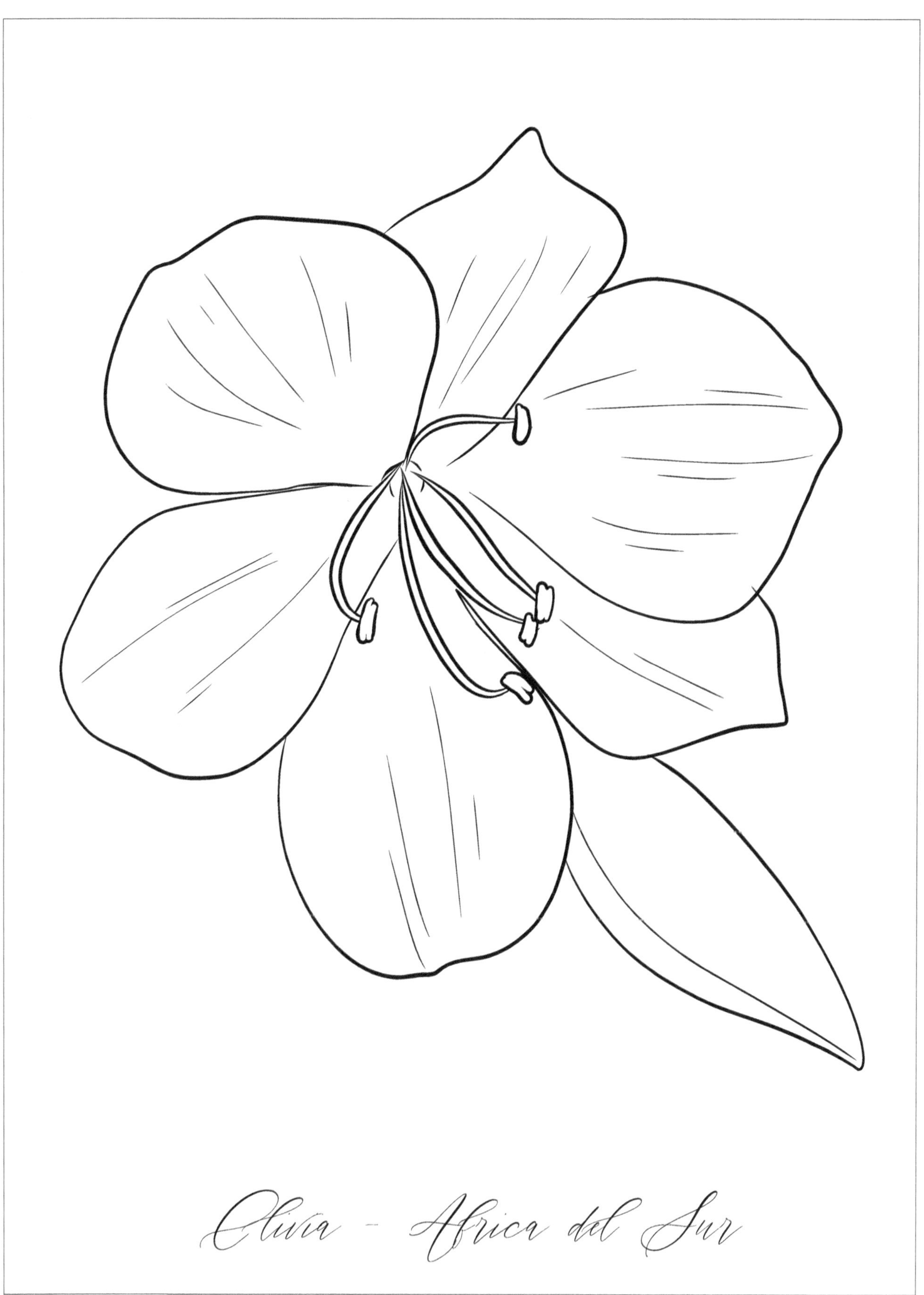

Olivia - Africa del Sur

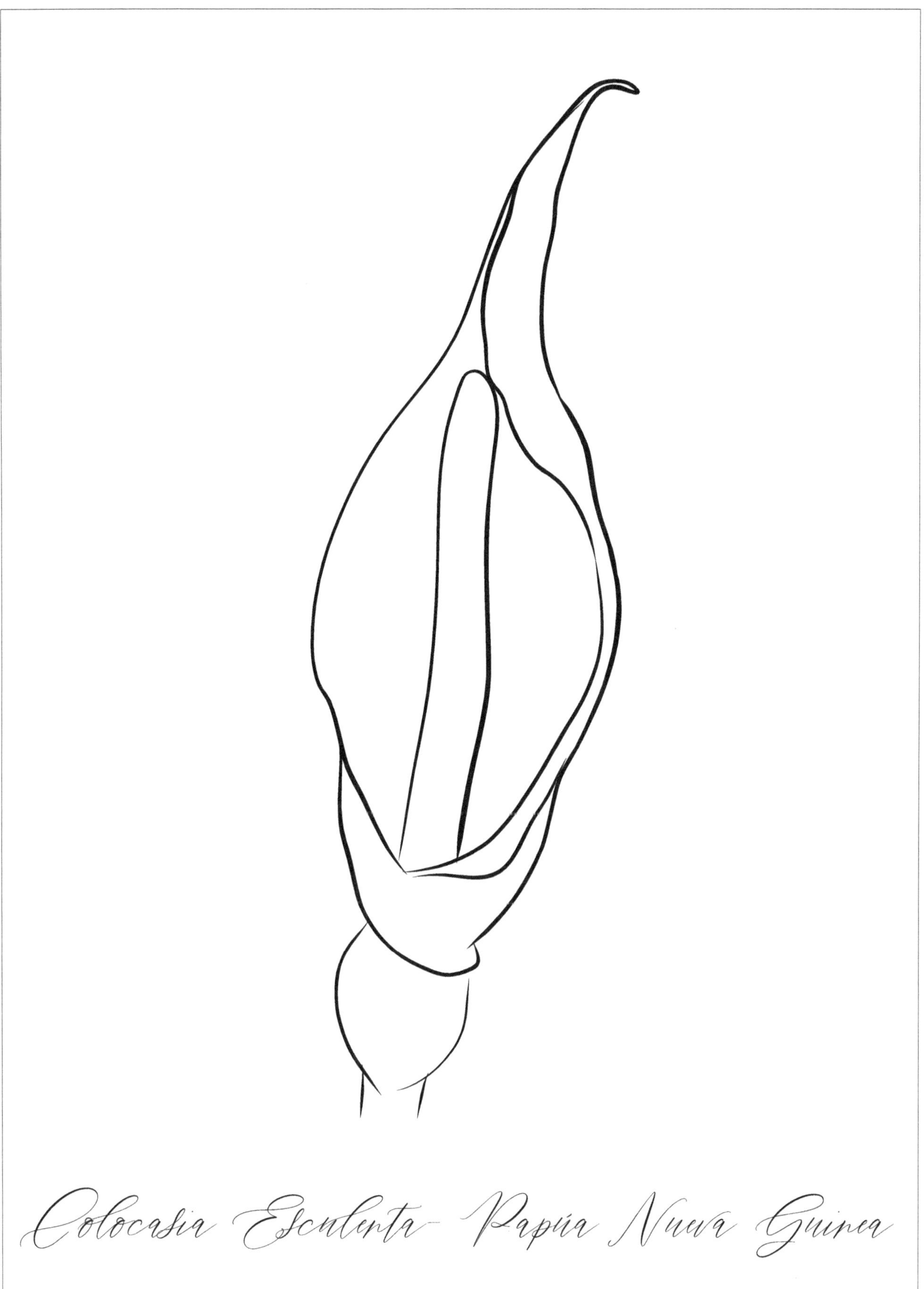

Colocasia Esculenta — Papúa Nueva Guinea

Imaginación Olfativa

Mira la flor de la página opuesta.

- Cierra los ojos
- Imagina el aroma de esta flor
- Imagina su color

La Exploración de la Naturaleza en 60 Segundos

Mira la flor. Cierra los ojos y estudia sus colores, texturas y formas durante 60 segundos. Ahora píntala como te la imaginaste.

Cita de Afirmación

Como una flor a la luz del sol, me abro suavemente a la calma.

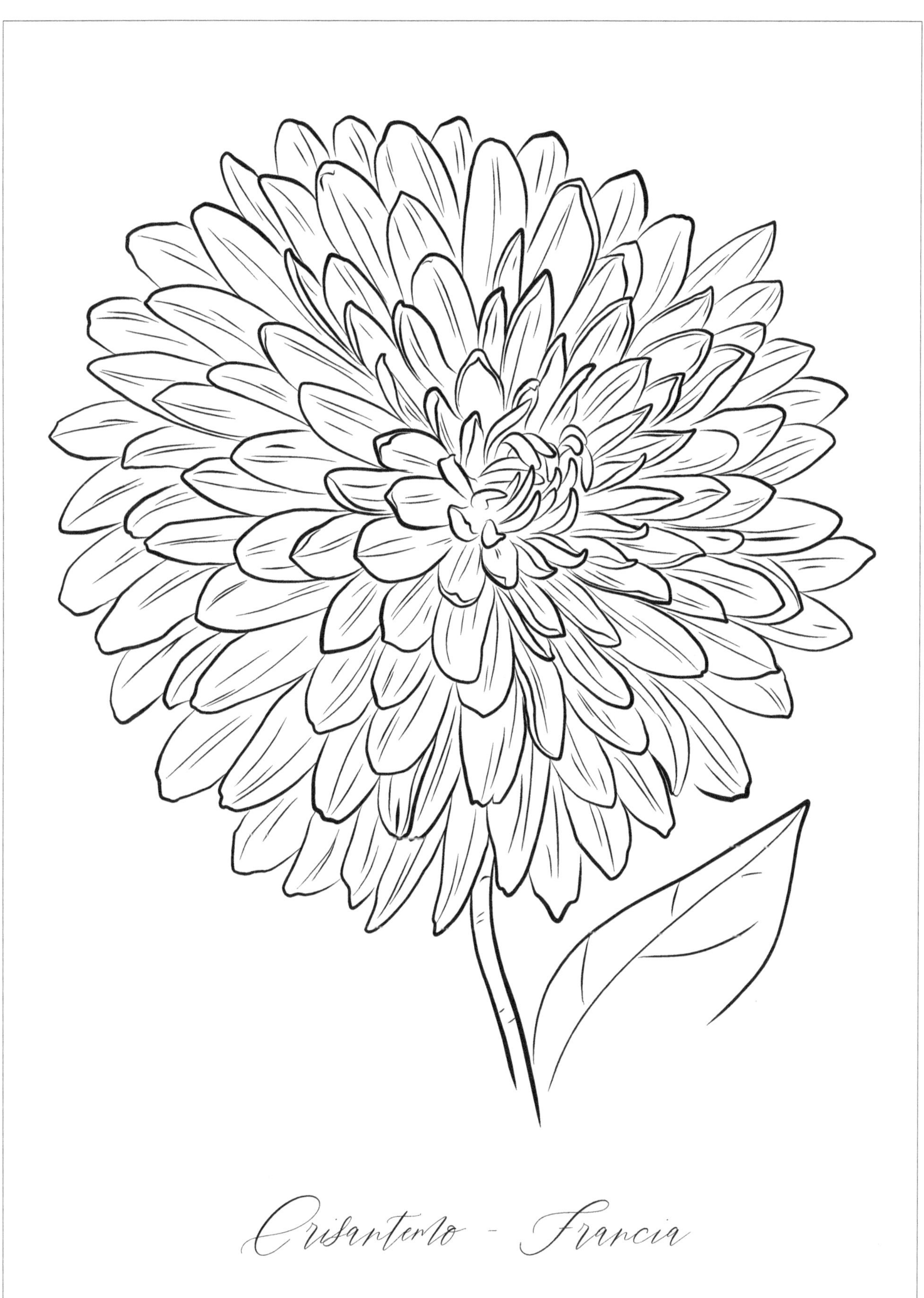

Crisantemo - Francia

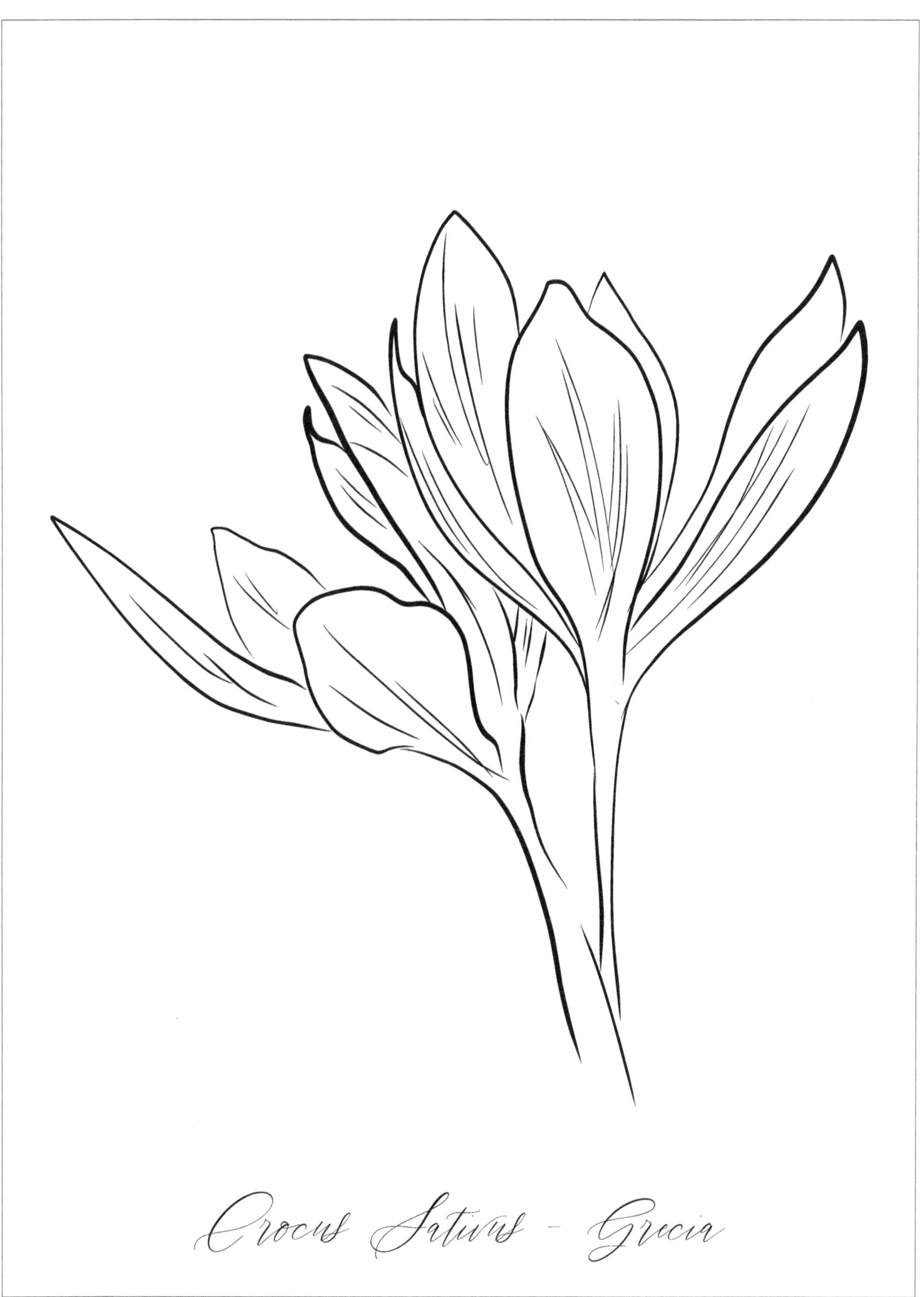

Crocus Sativus - Grecia

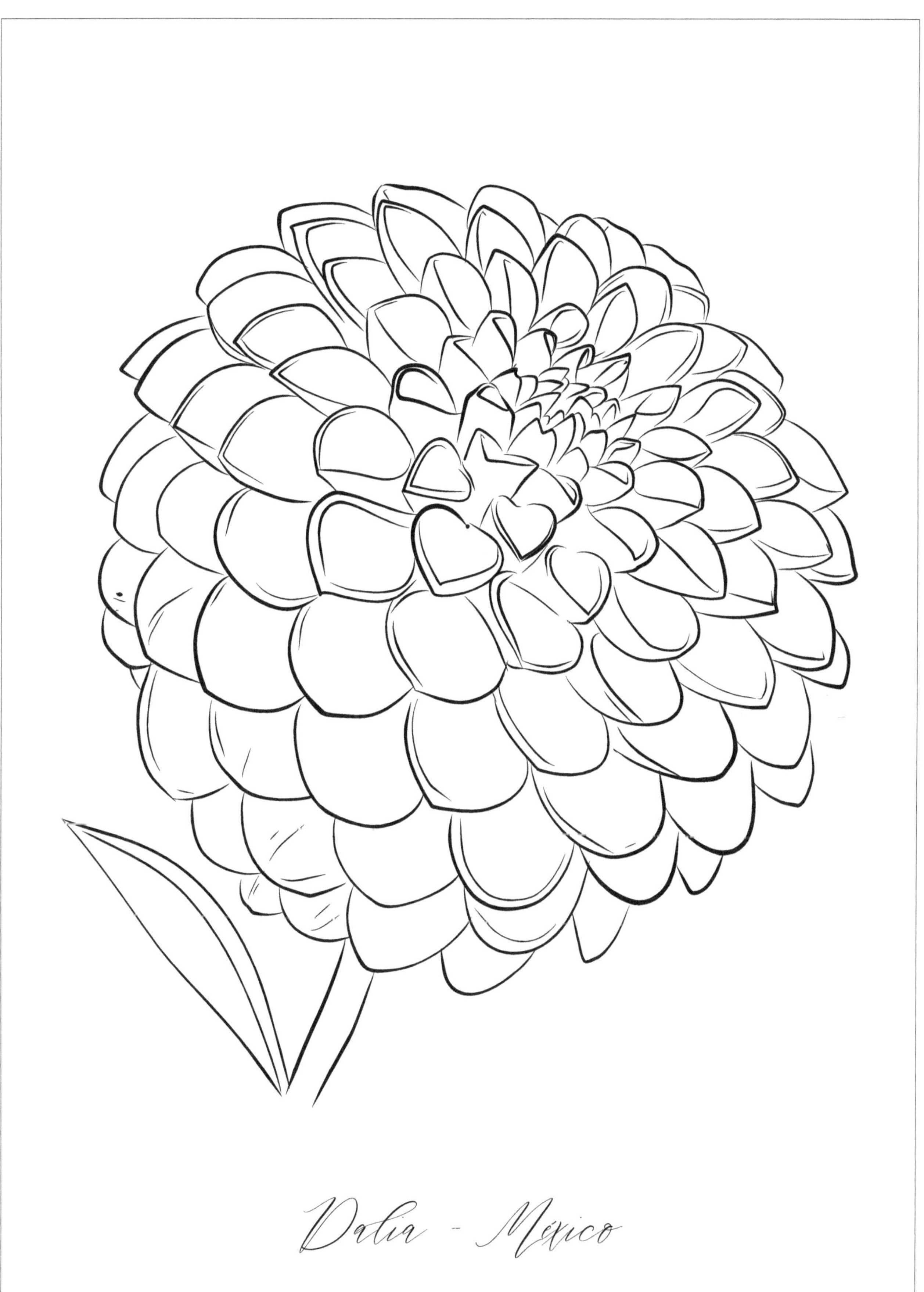

Dalia – México

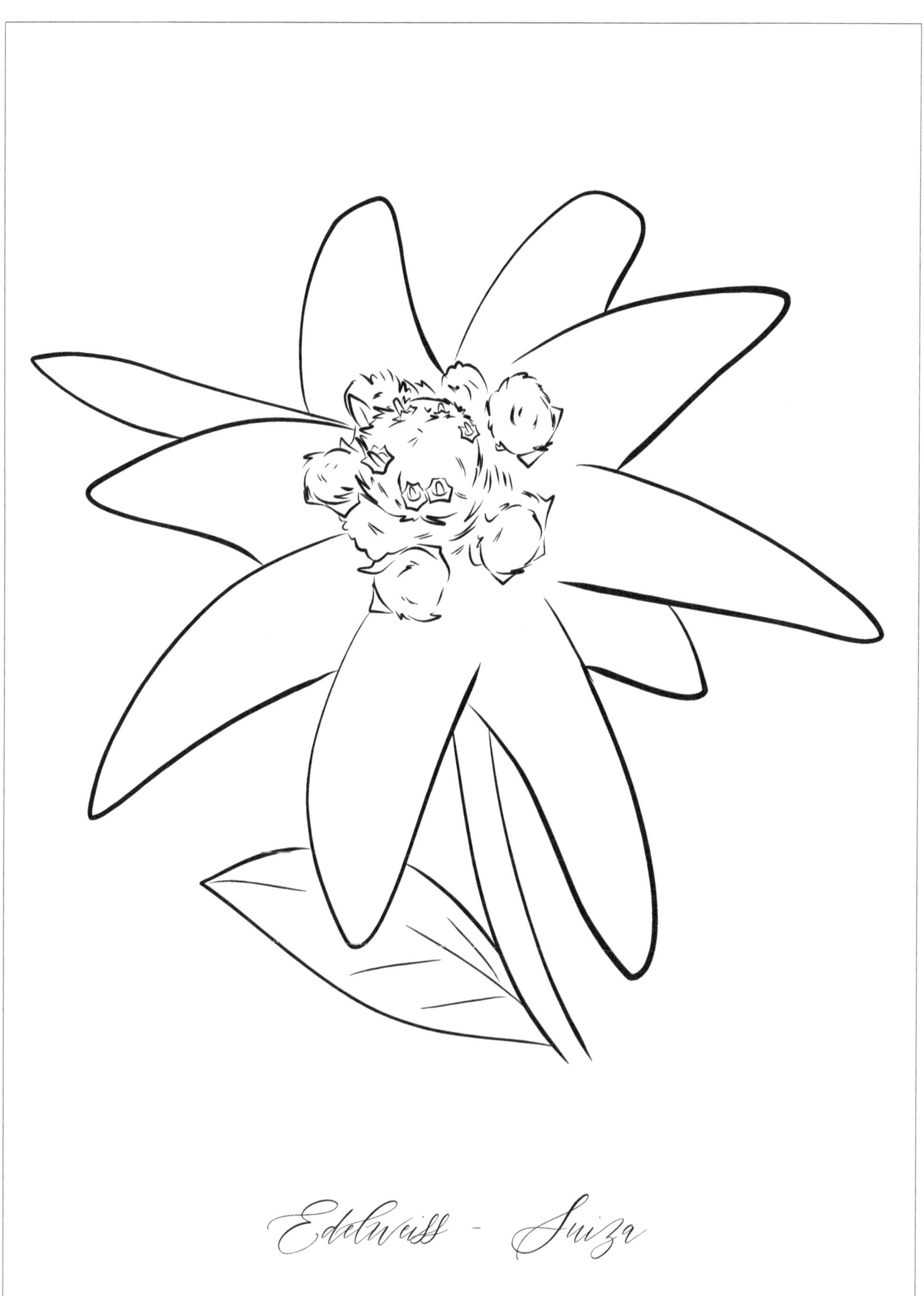

Edelweiss - Suiza

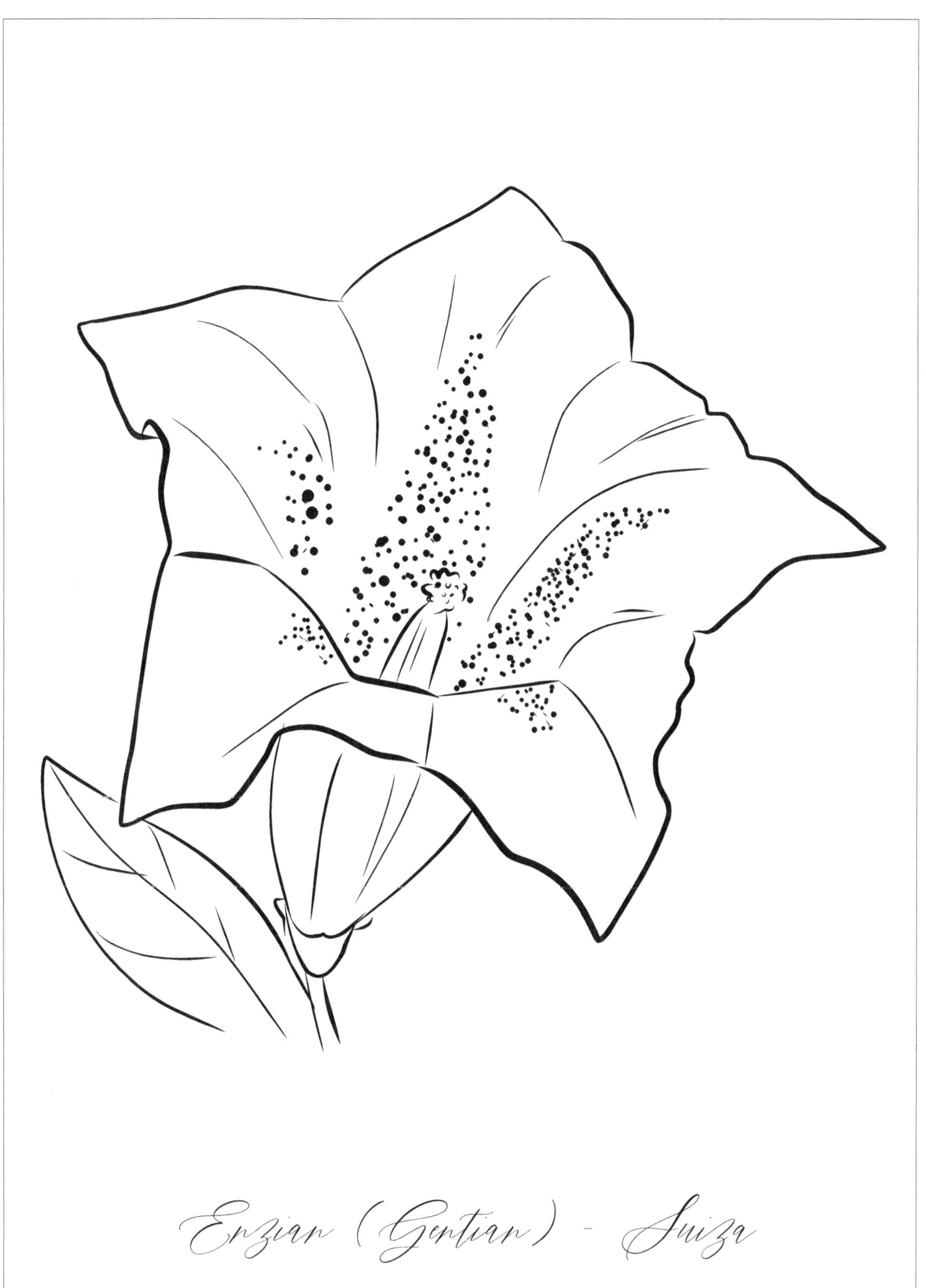

Erzian (Gentian) - Suiza

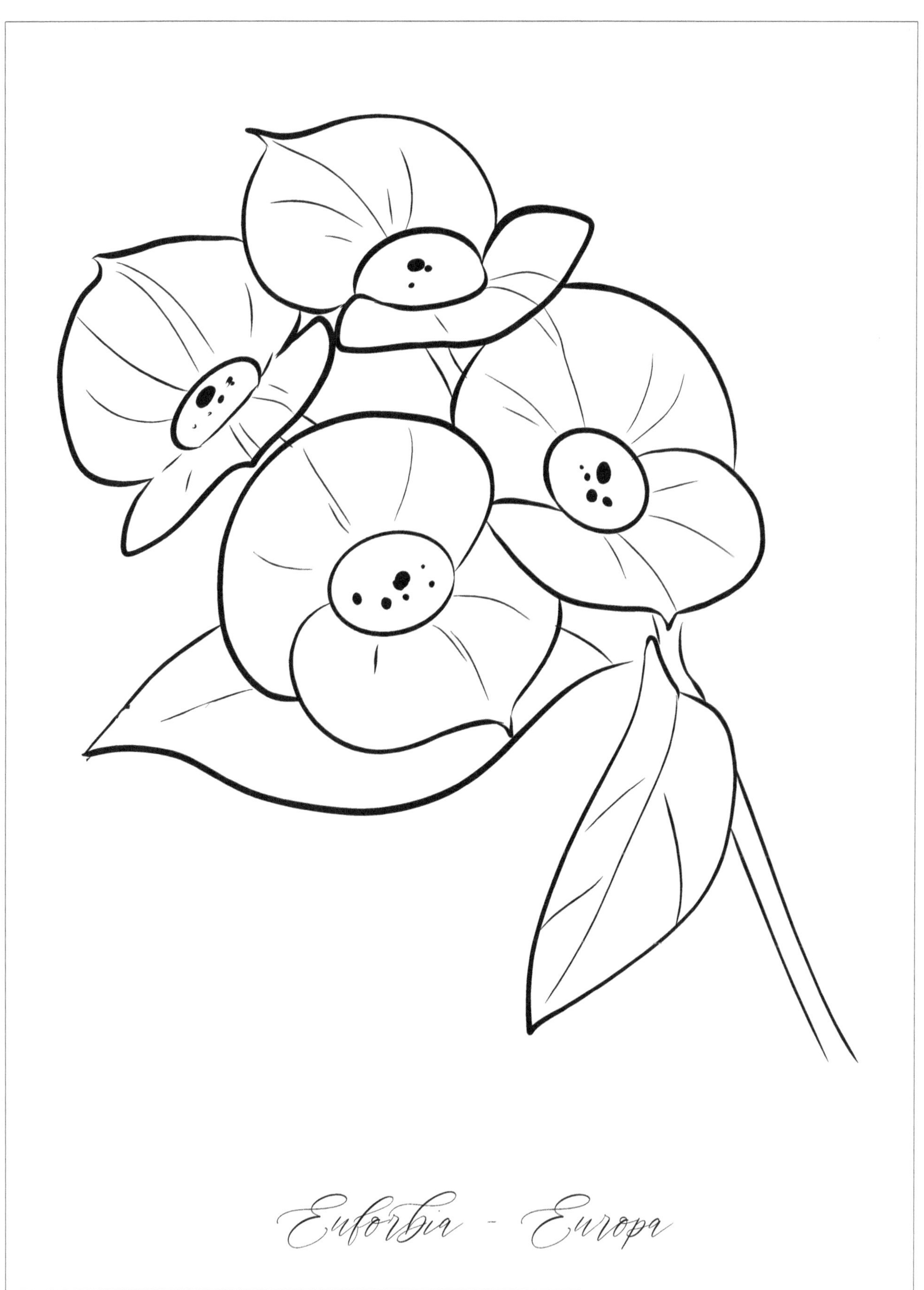

Euforbia - Europa

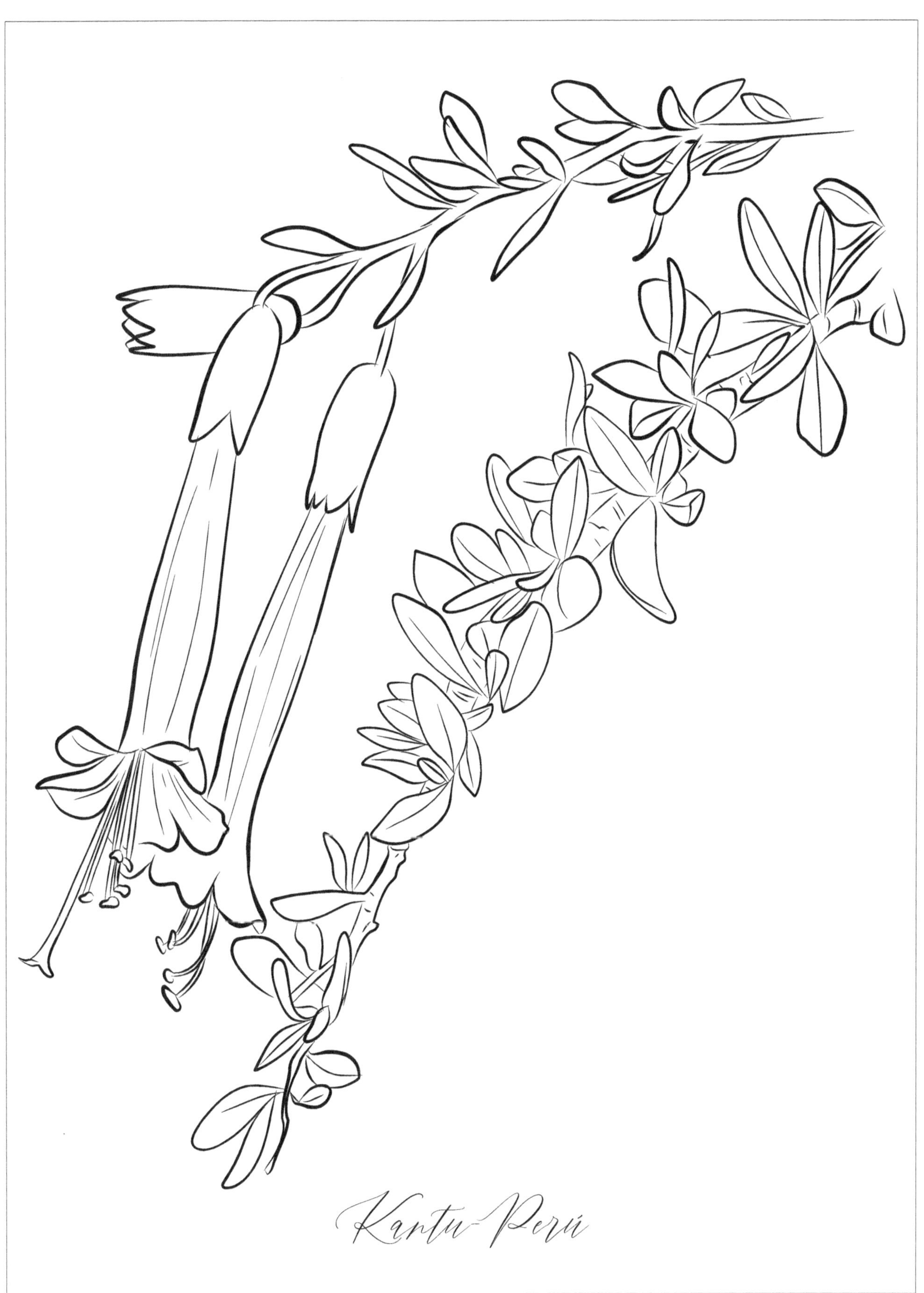

Kantu-Perú

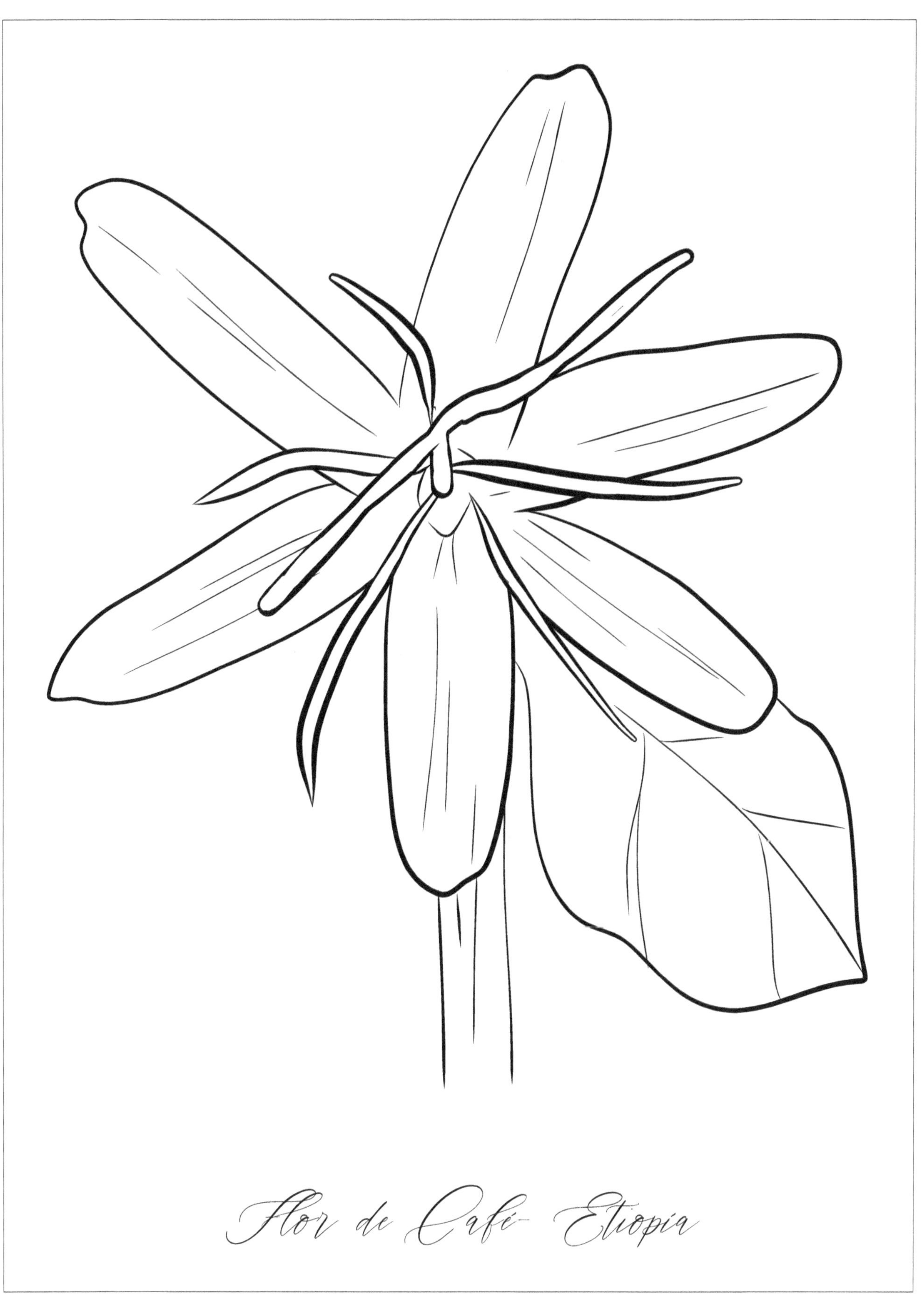

Flor de Café - Etiopía

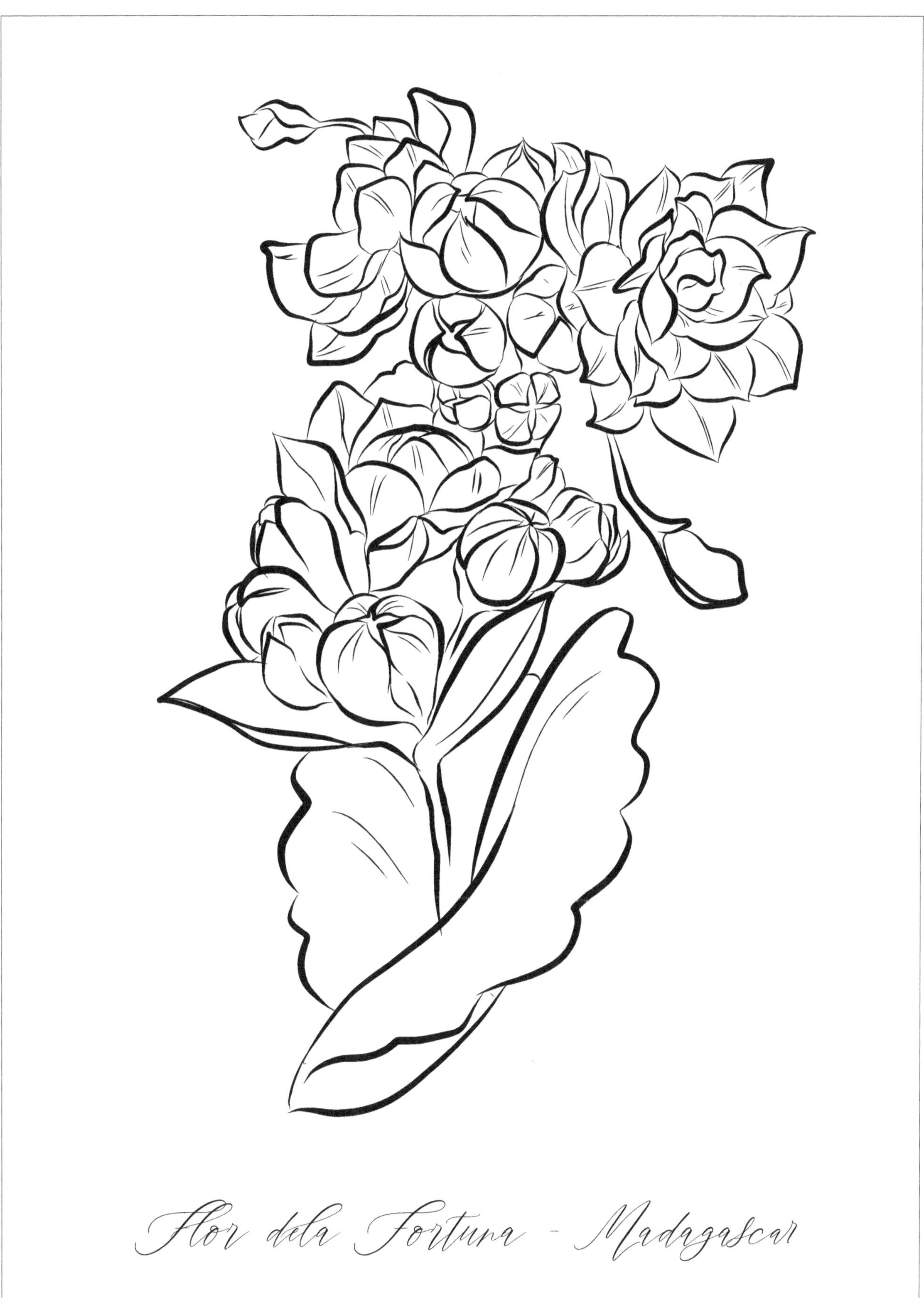

Flor de la Fortuna - Madagascar

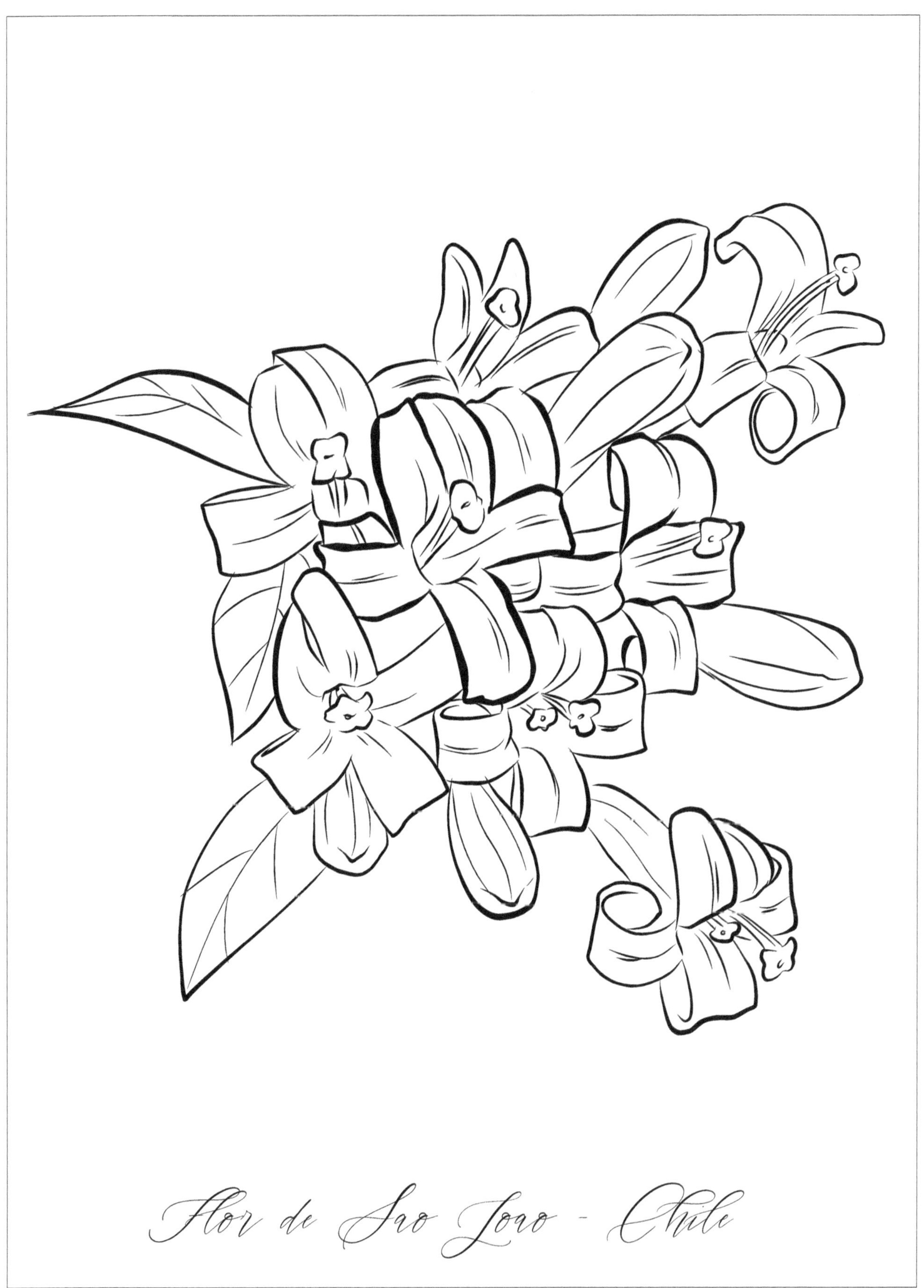

Flor de São João - Chile

Imaginación Olfativa

Mira la flor de la página opuesta.

- Cierra los ojos
- Imagina el aroma de esta flor
- Imagina su color

El Juego de Sincronizar la Respiración

Inhala 4 repeticiones, mantén la respiración 4 repeticiones, exhala 4 repeticiones, mantén la respiración 4 repeticiones. Otra vez, lenta y suavemente. Intenta hacer coincidir el ritmo de tu respiración con el de una flor que se mece, floreciendo en el jardín de tu imaginación.

Cita de Afirmación

Me permito hacer una pausa. Me permito respirar.

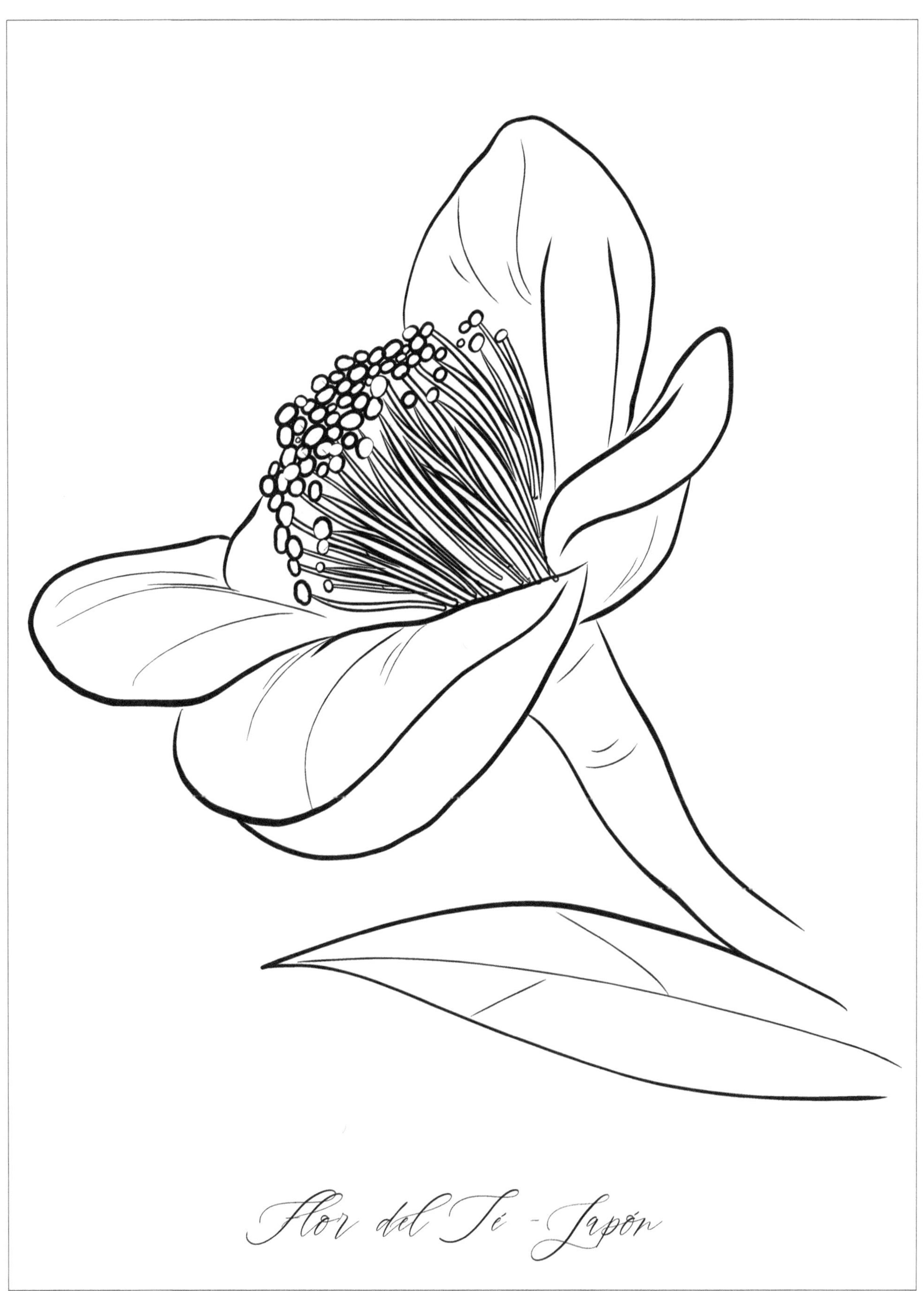

Flor del Té - Japón

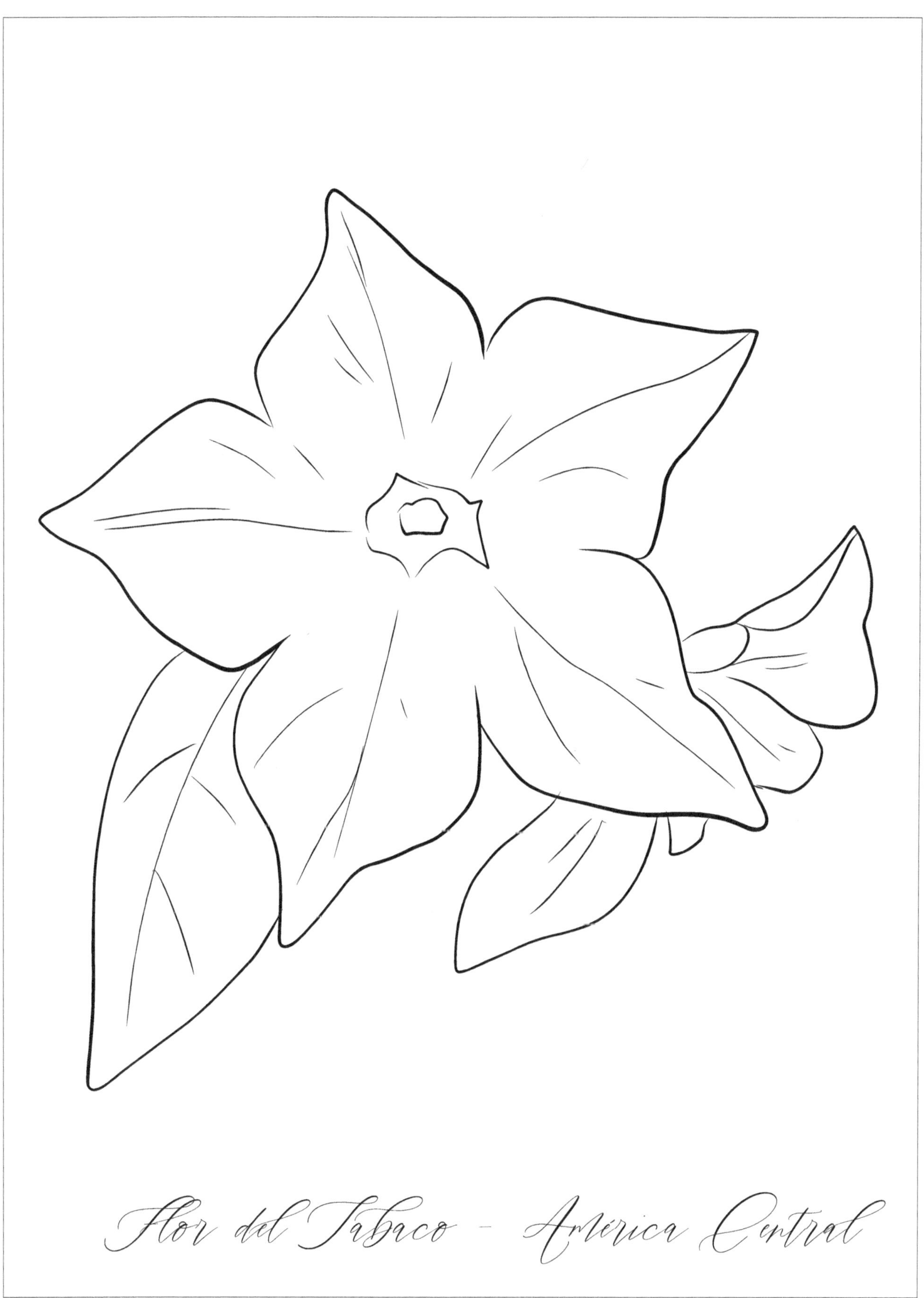

Flor del Tabaco — América Central

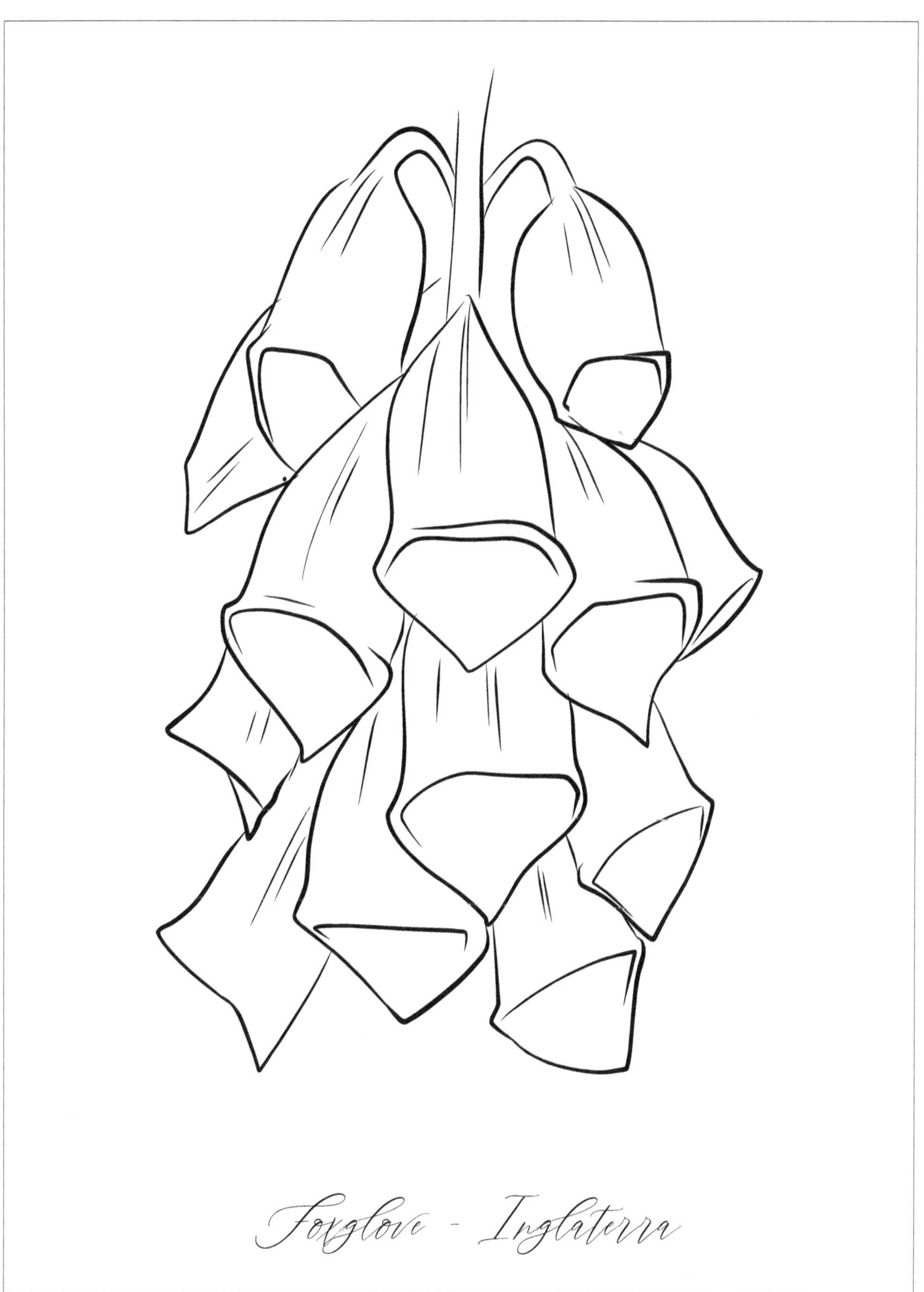

Foxglove - Inglaterra

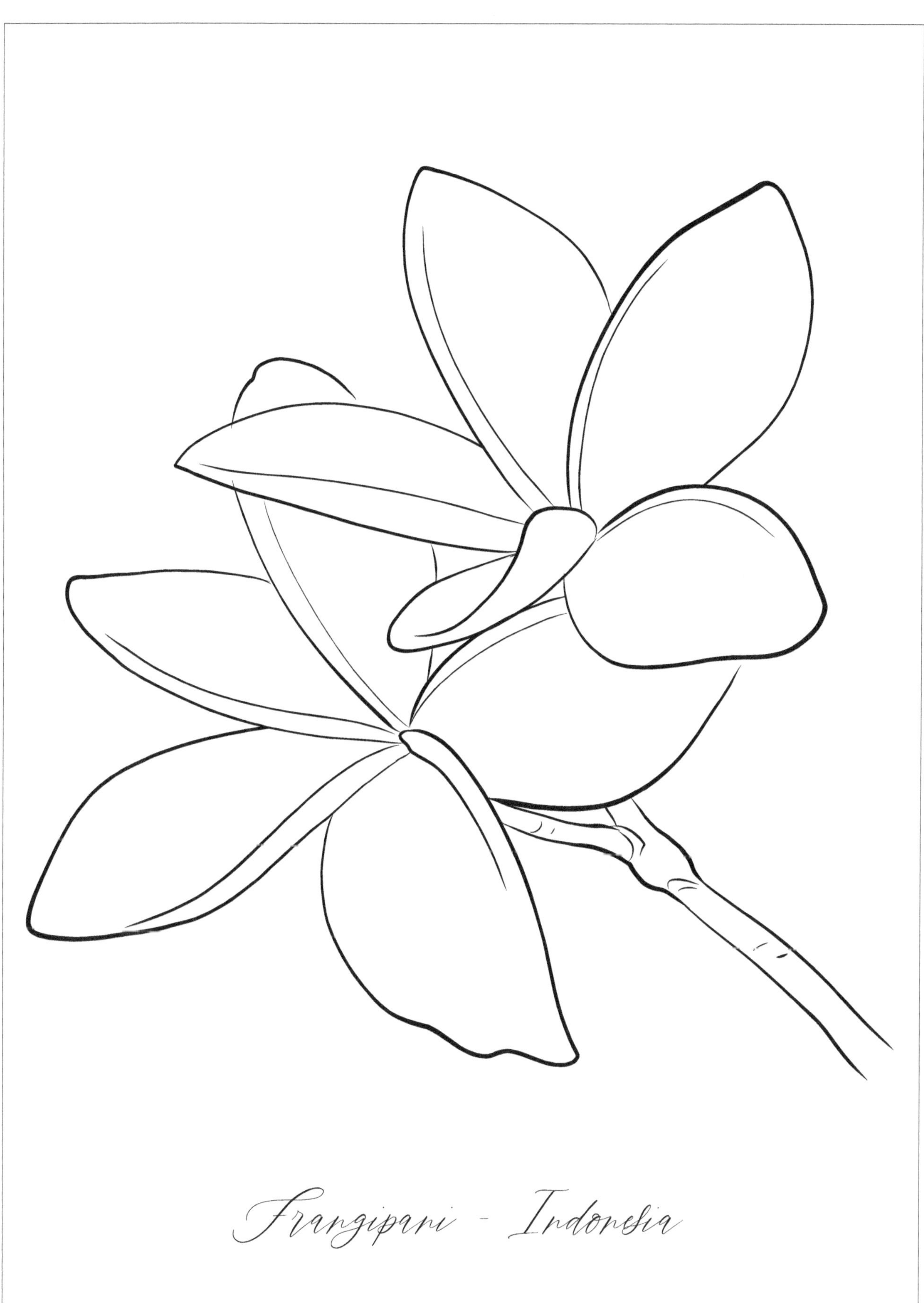

Frangipani - Indonesia

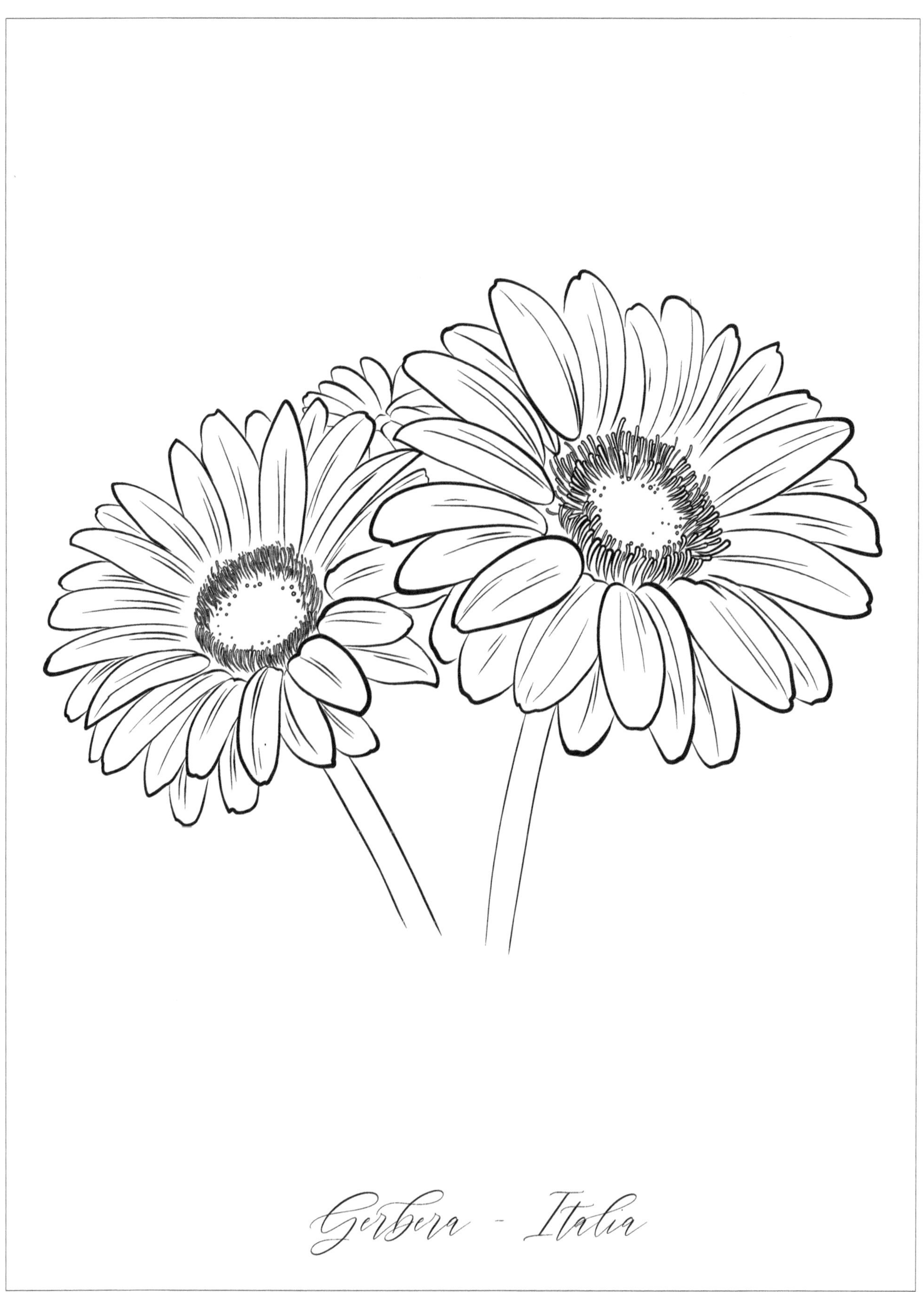

Gerbera - Italia

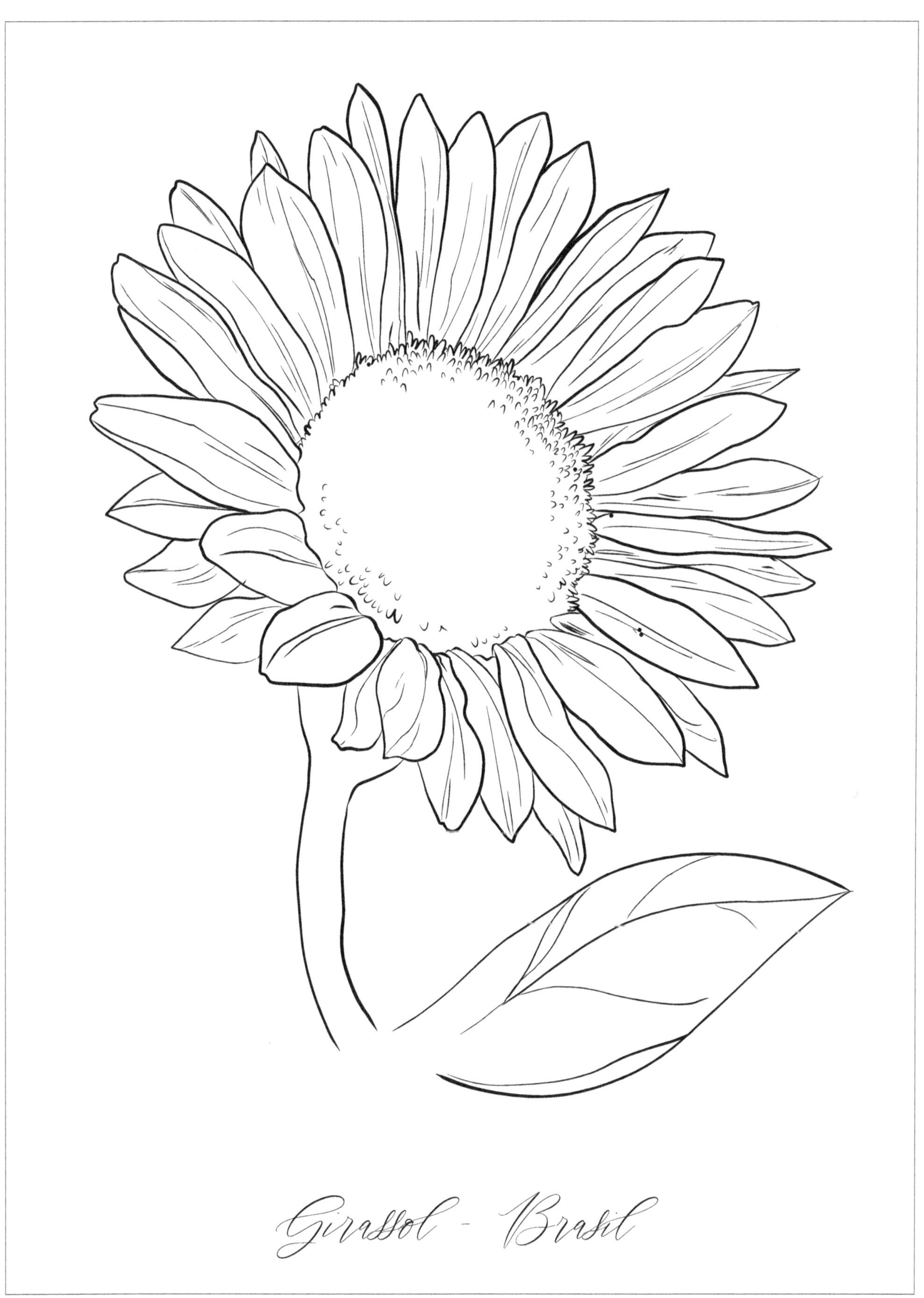

Girassol - Brasil

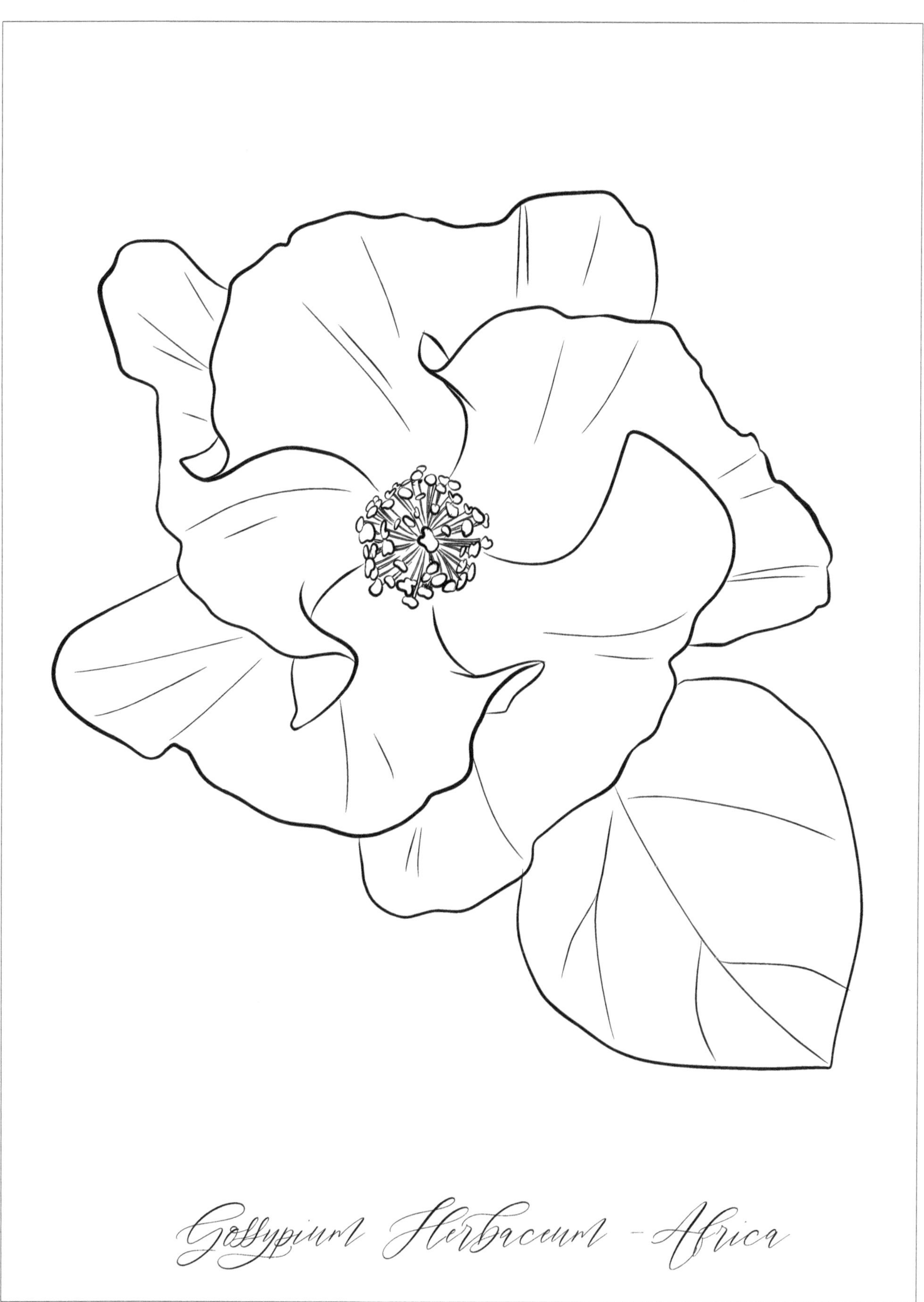

Gossypium Herbaceum - Africa

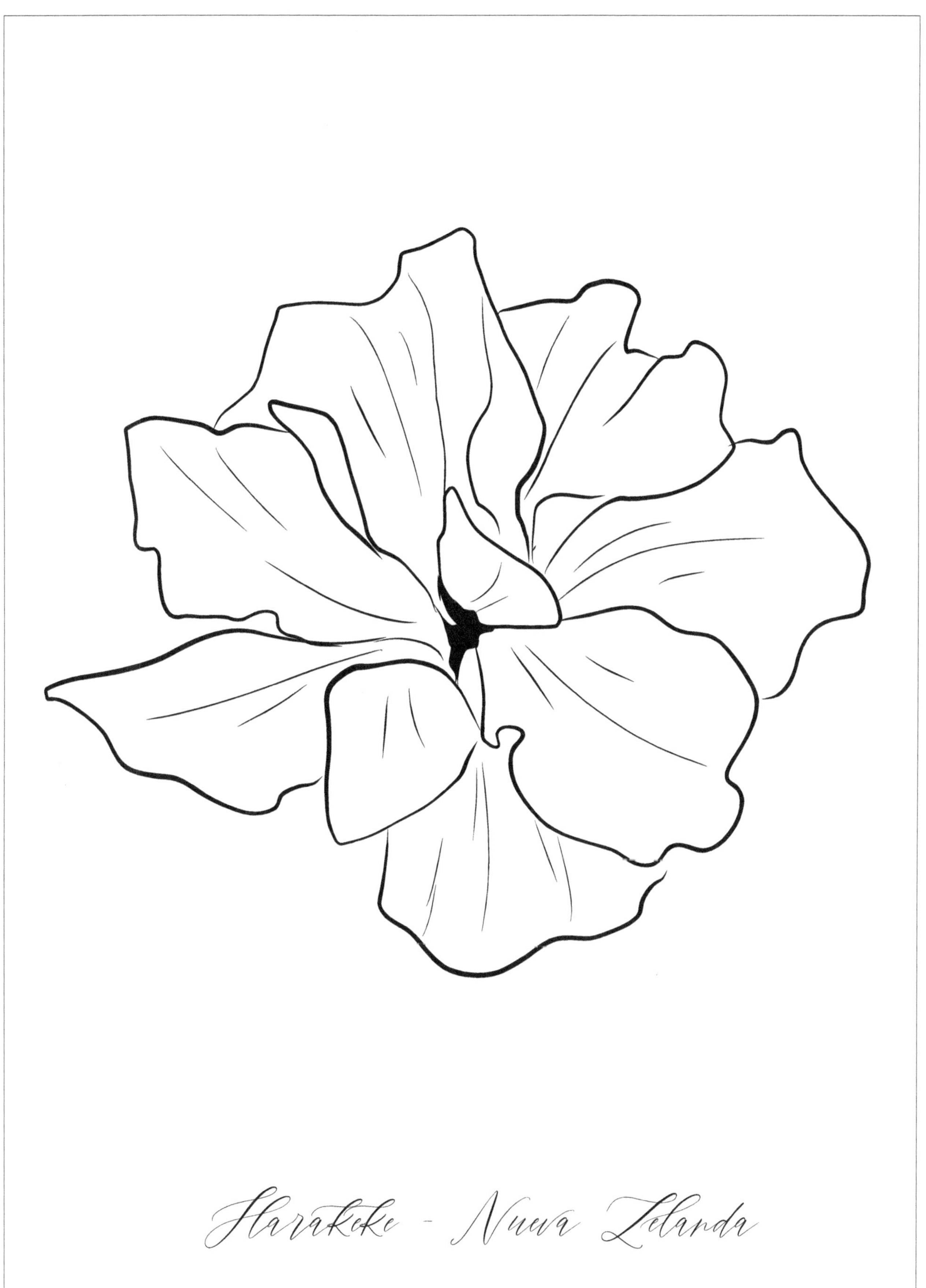

Harakeke - Nueva Zelanda

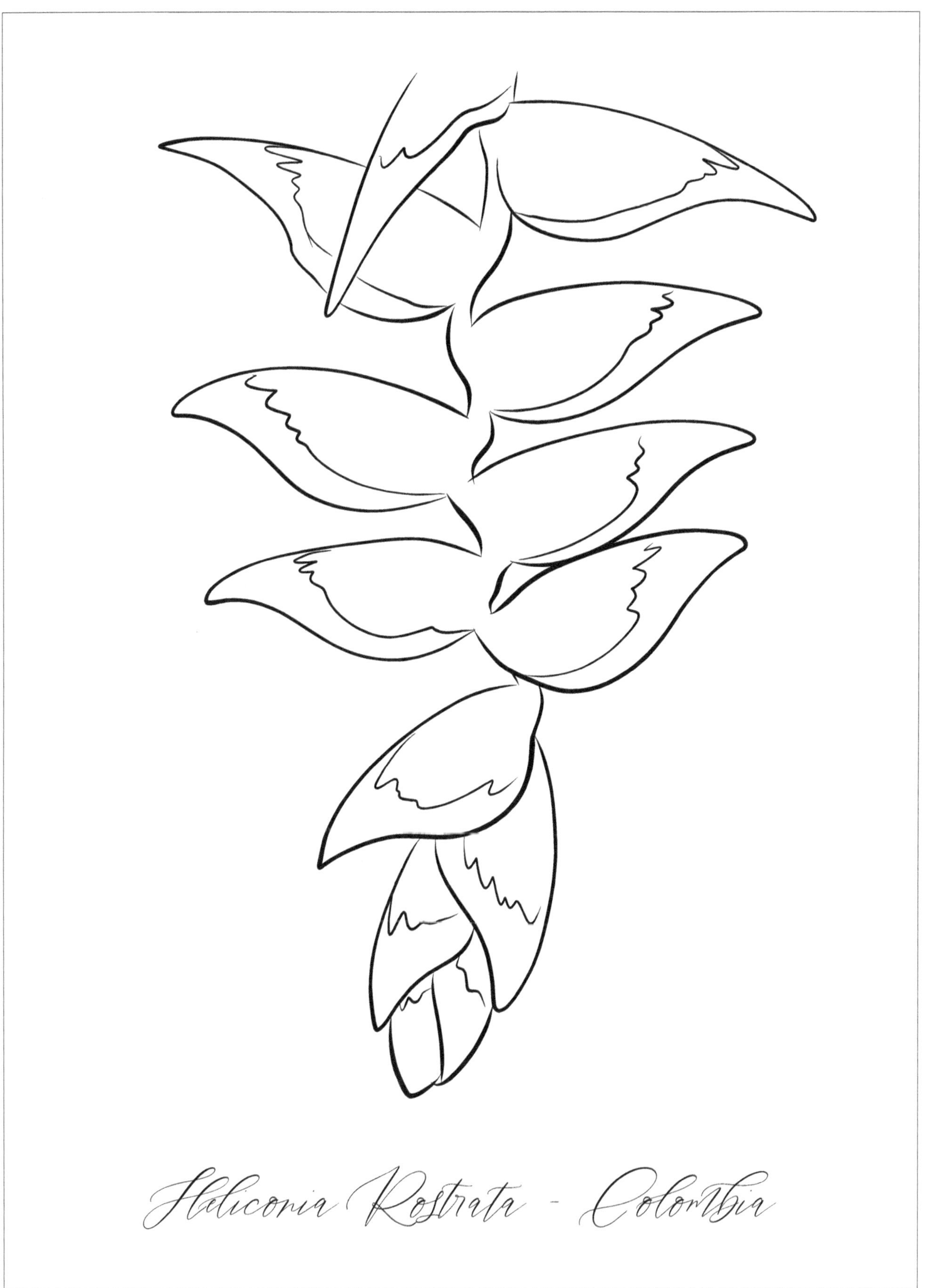

Heliconia Rostrata - Colombia

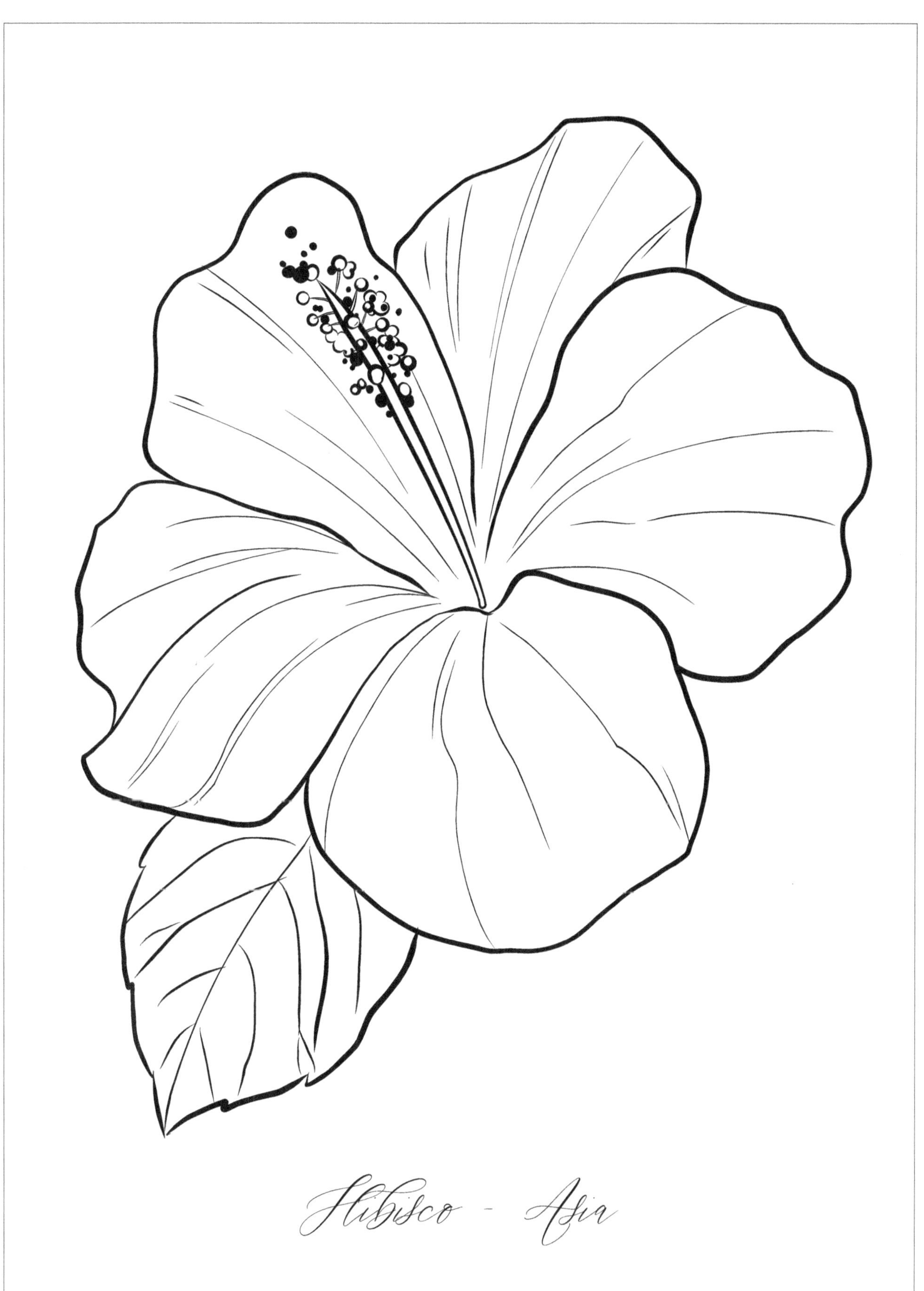

Hibisco - Asia

Paz